社会福祉士シリーズ

ソーシャルワーク | **7**

相談援助の
理論と方法I

[第3版]

福祉臨床シリーズ編集委員会編
責任編集＝柳澤孝主・坂野憲司

弘文堂

はじめに

　すでに10年前、「社会福祉士及び介護福祉士法」の改正に伴い、平成21年度から社会福祉士養成のための教育カリキュラムが大幅に見直されました。社会福祉援助技術論（120 h）に相当する部分も、平成21年度からのカリキュラムでは、「総合的かつ包括的な相談援助の理念と方法に関する知識と技術」（180 h）という形に様変わりあるいはボリュームアップしました。本書『相談援助の理論と方法Ⅰ』は、「総合的かつ包括的な相談援助の理念と方法に関する知識と技術」のうち、主に、相談援助に関する基本的な理論から始まり、相談援助の対象、実践モデル、主要アプローチ、援助のプロセス、援助関係など、相談援助活動を理解し、具体的に展開していくための礎をしっかり固めていけるような内容となっています。また、後に続く『相談援助の理論と方法Ⅱ』との連続性をも踏まえて、相談援助の社会的性格にも触れています。専門職としての社会福祉士に求められるしっかりとした専門性の基盤を確認するとともに、この専門性を社会性の幅広さへと展開していけるような工夫も随所に施されました。平成21年度の改正カリキュラムに含まれている内容を中心に記述していますが、それらを包括的に含みこむ「臨床ソーシャルワーク」の枠組みから各章の記述内容も検討されました。

　以上のことを考慮に入れ、初版が刊行されてから早くも10年、第2版刊行から5年あまりの月日が流れました。その間、社会福祉関連の法制度改正、各種データの変動等もありました。こうした事情も踏まえ、このたび本書の改訂版を刊行する運びとなりました。

　改訂後の本書の構成は以下の通りとなっています。序章「臨床ソーシャルワークにおける相談援助」、第1章「人間と環境の交互作用」、第2章「相談援助の原則」、第3章「相談援助の対象」、第4章「相談援助の実践モデル」、第5章「相談援助のアプローチ」、第6章「相談援助の過程」、第7章「援助関係」、第8章「面接技法」、終章「相談援助と『フェイス・トゥ・フェイス』」、以上10章立てとなっています。序章の「臨床ソーシャルワークにおける相談援助」で、本書『相談援助の理論と方法Ⅰ』および『相談援助の理論と方法Ⅱ』において具体的に展開される包括的な相談援助の枠組みである「臨床ソーシャルワーク」の基本的な考え方を確認し、第1章、第3章から第8章までは、改正カリキュラムに含まれる内容を網羅し、より理解しやすい表現でその内容を詳説しています。第2章は、改正カリキュラムの内容には含まれていないものの、相談援助の基本

線を確認するために相談援助の原則について整理しておきました。そして終章では、本書『相談援助の理論と方法Ⅰ』と次に続く『相談援助の理論と方法Ⅱ』の橋渡し的な役割をも含め、相談援助の直接的・対人的な社会性に触れています。社会福祉士に求められる専門性の幅広さを具体的に展開していくためにも、その専門性の基礎となる基本的な考え方や枠組みをここでもう一度確認していくためにも、以上の各章の内容は欠かせないものとなっています。

　本書作成においては、社会福祉、精神保健福祉の分野は当然のことながら、社会学や心理学、医学といった諸科学の幅広い素養の持ち主に執筆を依頼しました。これら執筆者は、諸学の幅広い素養と関心を持ちつつも、決してそれらを机上の空論にとどまらせるのではない臨床経験の持ち主でもあります。これから相談援助活動を展開していく社会福祉士には、既存の相談援助に関する理論や考え方、枠組みをしっかり踏まえて前進していくことが大切ですが、さらに変わりゆく社会の中にあって自らの援助の工夫も求められてくると思われます。その一助になればと、各章末には『相談援助の基盤と専門職』『相談援助の理論と方法Ⅱ』の2巻と同様、ジェネリック・ポイント、理解を深めるための参考文献、コラムを設け、本文とはいくぶん趣の異なった工夫が施されています。今回の改訂では、これら各項目のリニューアルを図り、より最新の、そしてより身近な話題を盛り込んでみました。また、執筆者の一部も刷新し、より確実な歩を進められるよう試みました。

　社会福祉士を目指している多くの方々が、そして現場で活躍する現役の援助者が、本書をきっかけにして、相談援助のしっかりとした足固めを、着実にまた時には既存の事象を疑ってでも大胆に探求していただくことを願ってやみません。援助者の道は決して平坦な道が続くとは限りません。しかし、だからこそ利用者とともに困難を乗り越えたときの充実感も増すものと思います。時に一休みもしながら、「臨床ソーシャルワーク」の道を究めていくこと、本書がそのささやかな一歩につながればこの上ない幸いと考えております。

2020年1月

責任編者を代表して

柳澤孝主

目次

はじめに ……………………………………………………………………………… iii

序章　臨床ソーシャルワークにおける相談援助 ………………………………… 1

1. 臨床ソーシャルワークとは何か ……………………………………………………… 2
　　　A. ソーシャルワークにおける「臨床」………………………………………… 2
　　　B.「臨床的」であること ……………………………………………………… 3
　　　C. 臨床ソーシャルワークの概念 ……………………………………………… 5
2. 臨床ソーシャルワークと相談援助 …………………………………………………… 7
　　　A. 個人の多様なニーズ ………………………………………………………… 7
　　　B. 共感すること ………………………………………………………………… 8
　　　C. 臨床ソーシャルワークとエコロジカルな視点 …………………………… 10
　　　コラム　援助者の傲慢 ………………………………………………………… 12

第1章　人間と環境の交互作用 ………………………………………………………… 15

1. 人間と環境―人と環境とのソーシャルワーク実践 ……………………………… 16
　　　A. 事例から考える ……………………………………………………………… 16
　　　B. 環境の定義と環境アセスメント・介入 …………………………………… 18
　　　C. 相談援助の対象としての「社会」と「環境」…………………………… 20
2. システム思考と人間生態学的な視座 ……………………………………………… 21
　　　A. 人間生態学のアイディアとしての一般システム理論 …………………… 21
　　　B. システム理論と相互作用 …………………………………………………… 22
　　　C. システム理論に基づくソーシャルワーク ………………………………… 24
　　　D.「生活」をターゲットにすること ………………………………………… 25
　　　E. コンピテンスを備えた支援へ
　　　　　―エンパワメントへの着目と人間生態学との関連 …………………… 25
　　　コラム　「多文化共生社会」に向けた、多面的な「環境」への配慮と尊重 …… 28

第2章　相談援助の原則 ……………………………………………………………… 29

1. 広義の相談援助と狭義の相談援助 ………………………………………………… 30

2. 相談援助における価値と基本視点 ················· 32

3. 相談援助における援助関係と基本姿勢 ················· 36

　コラム1　面接とプライバシー ················· 41

　コラム2　現場で求められる「技術」再考 ················· 42

第3章　相談援助の対象 ················· 43

1. 相談援助の対象者とは何か ················· 44

　A. 相談援助における対象者 ················· 44

　B. 分野別相談援助活動について ················· 47

　C. 対象者から利用者へ ················· 47

2. 対象となる理論及びアプローチ ················· 49

　A. ジェネラリスト・ソーシャルワーク ················· 49

　B. 10のPとは ················· 52

3. ニーズからみた対象 ················· 54

　A. 福祉ニーズとは ················· 54

　B. ニーズと自己決定 ················· 55

　コラム　共に生きる社会 ················· 58

第4章　相談援助の実践モデル ················· 59

1.「モデル」の定義と意義 ················· 60

2. 治療・医療モデル ················· 61

3. 生活モデル ················· 62

4. ストレングス・モデル ················· 64

5. 実践モデルの展開 ················· 66

　コラム　褒めること ················· 70

第5章　相談援助のアプローチ ················· 71

1. アプローチとは ················· 72

2. 心理社会的アプローチ ················· 72

　A. 心理社会的アプローチの概要 ················· 72

　B. 援助の方法 ················· 74

3. 機能的アプローチ ················· 75

　A. 機能的アプローチの概要 ················· 75

　B. 援助の方法 ················· 75

4. 問題解決アプローチ ………………………………………………………………… 77
    A. 問題解決アプローチの概要 ……………………………………………… 77
    B. 援助の方法 ………………………………………………………………… 78

5. 課題中心アプローチ ………………………………………………………………… 79
    A. 課題中心アプローチの概要 ……………………………………………… 79
    B. 援助の方法 ………………………………………………………………… 80

6. 危機介入アプローチ ………………………………………………………………… 82
    A. 危機介入アプローチの概要 ……………………………………………… 82
    B. 援助の方法 ………………………………………………………………… 83

7. 行動変容アプローチ ………………………………………………………………… 84
    A. 行動変容アプローチの概要 ……………………………………………… 84
    B. 援助の方法 ………………………………………………………………… 85

8. エンパワメント・アプローチ ……………………………………………………… 87
    A. エンパワメント・アプローチの概要 …………………………………… 87
    B. 援助の方法 ………………………………………………………………… 88

9. その他のアプローチ ………………………………………………………………… 89
    A. 解決志向アプローチ ……………………………………………………… 89
    B. ナラティブアプローチ …………………………………………………… 90
    C. 実存主義アプローチ ……………………………………………………… 90
    (コラム)　実存主義アプローチ …………………………………………… 94

第6章　相談援助の過程 …………………………………………………………… 95
1. 援助過程の意義 ……………………………………………………………………… 96
    A. 過程とは何か ……………………………………………………………… 96
    B. 相談者との出会い ………………………………………………………… 97

2. インテーク(受理面接) ……………………………………………………………… 99
    A. インテークの目的と方法 ………………………………………………… 99
    B. インテークにおける留意点 …………………………………………… 100

3. アセスメント(事前評価・分析) ………………………………………………… 100
    A. アセスメントの目的と方法 …………………………………………… 100
    B. アセスメントにおける留意点 ………………………………………… 104

4. プランニング(支援計画) ………………………………………………………… 105
    A. プランニングの目的と方法 …………………………………………… 105
    B. プランニングにおける留意点 ………………………………………… 107

5. インターベンション(支援の実施・介入) …………………………………… 108

    A. インターベンションの目的と方法 ……………………………………… 108

    B. インターベンションにおける留意点 …………………………………… 114

6. モニタリング(経過観察)とエバリュエーション(事後評価) …………… 114

    A.「モニタリング」と「エバリュエーション」の目的と方法 …………… 114

    B. 効果測定の種類と方法 …………………………………………………… 116

    C.「モニタリング」と「エバリュエーション」における留意点 ………… 117

7. ターミネーション(終結) ……………………………………………………… 118

    A. ターミネーションの目的と方法 ………………………………………… 118

    B. ターミネーションにおける留意点 ……………………………………… 119

8. アフターケア …………………………………………………………………… 120

    A. アフターケアの目的と方法 ……………………………………………… 120

    B. アフターケアにおける留意点 …………………………………………… 121

    (コラム)　相談者の気遣い ………………………………………………… 125

第7章　援助関係 ……………………………………………………………… 127

1. 援助関係とは …………………………………………………………………… 128

    A. 援助関係におけるアプローチの違い …………………………………… 128

    B. ソーシャルワークにおける援助関係 …………………………………… 129

2. 援助関係の形成と活用 ………………………………………………………… 130

    A. 援助関係の形成に向けての準備 ………………………………………… 130

    B. 援助関係の構築 …………………………………………………………… 131

    C. 援助者の基本的姿勢 ……………………………………………………… 132

3. 援助関係における課題 ………………………………………………………… 135

    A. 援助関係の見直し ………………………………………………………… 135

    B. 援助関係の終結 …………………………………………………………… 136

    (コラム)　「ありがとう」は褒め言葉? …………………………………… 139

第8章　面接技法 ……………………………………………………………… 141

1. 面接の機能と構造 ……………………………………………………………… 142

    A. ソーシャルワークにおける面接の意義 ………………………………… 142

    B. 面接の構造 ………………………………………………………………… 142

2. 面接の環境 ……………………………………………………………………… 145

    A. 面接を行う場所 …………………………………………………………… 145

    B. 位置関係 …………………………………………………………………… 146

3. 面接の留意点 ··· 147
    A. 受理面接の意義 ··· 147
    B. コミュニケーションに問題があるとき ······· 148
    C. こじれた感情 ··· 149
    D. クライエントと問題の捉え方 ···················· 150
4. 各種面接技法 ··· 151
    A. 精神分析療法 ··· 151
    B. クライエント中心療法 ······························· 151
    C. 行動療法 ·· 152
    D. マイクロ技法 ··· 152
    （コラム）座る位置と心的距離 ······················· 156

終章 相談援助と「フェイス・トゥ・フェイス」 ··············· 157
1. 相談援助の基盤としての社会性 ···································· 158
2. 社会性の出発点としての「フェイス・トゥ・フェイス」 ····· 160
    （事例）おはようございますは？ ···················· 161
    （事例）無反応という表現 ····························· 163
3. フェイス・トゥ・フェイスにおける援助者の基本的態度 ···· 165
4. 相談援助の社会性 ··· 167
    （コラム）雪国における災害ボランティアにて ··· 169

国家試験対策用語集 ··· 171

索引 ·· 184

相談援助の理論と方法 （120時間）〈社会福祉士国家試験 出題基準と本書との対応表〉

シラバスの内容　ねらい
• 相談援助における人と環境との交互作用に関する理論について理解する。 • 相談援助の対象と様々な実践モデルについて理解する。 • 相談援助の過程とそれに係る知識と技術について理解する（介護保険法による介護予防サービス計画、居宅サービス計画や施設サービス計画及び障害者自立支援法によるサービス利用計画についての理解を含む。） • 相談援助における事例分析の意義や方法について理解する。 • 相談援助の実際（権利擁護活動を含む。）について理解する。

含まれるべき事項	想定される教育内容の例		本書との対応
大項目	中項目	小項目（例示）	
1 人と環境の交互作用	1）システム理論	● 一般システム理論、サイバネティックス、自己組織性 ● その他	Ⅰの第1章
2 相談援助の対象	1）相談援助の対象の概念と範囲		Ⅰの第3章
3 様々な実践モデルとアプローチ	1）治療モデル		Ⅰの第4章1
	2）生活モデル		Ⅰの第4章2
	3）ストレングスモデル		Ⅰの第4章3
	4）心理社会的アプローチ		Ⅰの第5章1
	5）機能的アプローチ		Ⅰの第5章2
	6）問題解決アプローチ		Ⅰの第5章3
	7）課題中心アプローチ		Ⅰの第5章4
	8）危機介入アプローチ		Ⅰの第5章5
	9）行動変容アプローチ		Ⅰの第5章6
	10）エンパワメントアプローチ		Ⅰの第5章7
4 相談援助の過程	1）受理面接（インテーク）	● インテークの意義、目的、方法、留意点、方法 ● その他	Ⅰの第6章2
	2）事前評価（アセスメント）	● アセスメントの意義、目的、方法、留意点 ● その他	Ⅰの第6章3
	3）支援の計画（プランニング）	● プランニングの意義、目的、留意点、方法 ● 支援方針・内容の説明・同意 ● 介護予防サービス計画 ● 居宅サービス計画 ● 施設サービス計画 ● サービス利用計画 ● その他	Ⅰの第6章4
	4）支援の実施	● 支援の意義、目的、方法、留意点 ● その他	Ⅰの第6章5
	5）経過観察（モニタリング）と評価	● モニタリングと評価の意義、目的、留意点、方法 ● その他	Ⅰの第6章6
	6）支援の終結と効果測定	● 支援の終結と効果測定の目的、留意点、方法 ● その他	Ⅰの第6章7
	7）アフターケア	● アフターケアの目的、留意点、方法 ● その他	Ⅰの第6章8
5 相談援助における援助関係	1）援助関係の意義と概念		Ⅰの第7章1
	2）援助関係の形成方法	● コミュニケーションとラポール、自己覚知 ● その他	Ⅰの第7章2, 3
6 相談援助のための面接技術	1）相談援助のための面接技術の意義、目的、方法、留意点		Ⅰの第8章

| 含まれるべき事項 | 想定される教育内容の例 | | 『相談援助の理論と方法Ⅱ』 |
大項目	中項目	小項目（例示）	との対応
7 ケースマネジメントとケアマネジメント	1）ケースマネジメントとケアマネジメントの意義、目的、方法、留意点		Ⅱの第1章2
8 アウトリーチ	1）アウトリーチの意義、目的、方法、留意点		Ⅱの第2章2
9 相談援助における社会資源の活用・調整・開発	1）社会資源の活用・調整・開発の意義、目的、方法、留意点		Ⅱの第3章2
10 ネットワーキング（相談援助における多職種・多機関との連携を含む。）	1）ネットワーキング（相談援助における多職種・多機関との連携を含む。）の意義、目的、方法、留意点		Ⅱの第4章
	2）家族や近隣その他の者とのネットワーキング、サービス提供者間のネットワーキング、その他		
	3）ケア会議の意義と留意点		
11 集団を活用した相談援助	1）集団を活用した相談援助の意義、目的、方法、留意点		Ⅱの第5章
	2）グループダイナミックス、自助グループ、その他		
12 スーパービジョン	1）スーパービジョンの意義、目的、留意点、方法		Ⅱの第6章
13 記録	1）記録の意義、目的、方法、留意点		Ⅱの第7章
14 相談援助と個人情報の保護の意義と留意点	1）個人情報保護法の運用		Ⅱの第8章
15 相談援助における情報通信技術（IT）の活用	1）IT活用の意義と留意点		Ⅱの第9章
	2）ITを活用した支援の概要		
16 事例分析	1）事例分析の意義、目的、方法、留意点		Ⅱの第10章
17 相談援助の実際（権利擁護活動を含む。）	1）社会的排除、虐待、家庭内の危機状態にある事例及び集団に対する相談援助事例（権利擁護活動を含む。）		Ⅱの第11章

注）この対応表は、厚生労働省が発表したシラバスに社会福祉振興・試験センターの「社会福祉士国家試験 出題基準」を反映した内容が、本書のどの章・節で扱われているかを示しています。
全体にかかわる項目については、「本書との対応」欄には挙げていません。
「想定される教育内容の例」で挙げられていない重要項目については、独自の視点で盛り込んであります。目次や索引でご確認ください。

序 章　臨床ソーシャルワークにおける相談援助

1

本書における「臨床ソーシャルワーク」の概念を明確化する。

2

臨床的態度が、ソーシャルワークの価値に根ざす
基本的な態度であることを説明する。

3

わが国における「相談援助」業務が、
臨床ソーシャルワークとして
機能するための要件を確認する。

4

臨床ソーシャルワーカーの基本的技術である
「共感」の意義とプロセスについて説明する。

1. 臨床ソーシャルワークとは何か

　ソーシャルワークは、個人、家族、小集団を対象としたミクロなレベル、組織、コミュニティを対象としたメゾのレベル、政策や制度を対象としたマクロのレベルで展開されており、それらの各レベルが統合された包括的な援助活動であるという特徴をもっている。

臨床ソーシャルワーク
clinical social work

　それら広汎な活動分野の中で、臨床ソーシャルワークは、個人、家族、小集団を対象とした直接援助を表す修飾語として用いられてきた。そして、1980年代には、全米ソーシャルワーカー協会による臨床ソーシャルワークの定義がなされている。本書では、この定義に基づきながらも、臨床という用語を、「基本的な態度として相手とともにいる」というもう少し広い意味で用いている。本節では、ソーシャルワークにおける「臨床」の概念について検討し、本書における臨床ソーシャルワークの概念を明確化するとともに、「臨床」が相談援助の原点であることを強調したい。

A. ソーシャルワークにおける「臨床」

[1] ソーシャルワーカーの仕事としての小売業と卸売業

リッチモンド
Richmond, Mary Ellen
1861 ～ 1928

個人の再発見の時代

慈善組織協会
Charity Organization
Society

小売的方法

卸売的方法

　ケースワークの母といわれているリッチモンドは、「臨床」を大切にした人である。リッチモンドは、20世紀初頭、当時のソーシャルワーカーが社会改革活動に目を奪われていた時代に、目の前の個人に目を向けることの重要性を主張した。彼女は、慈善組織協会の個人に対する仕事を「小売的方法」、社会改革（立法活動や地域の組織化など）を「卸売的方法」とよび、社会改革は、小売的方法から始まり卸売的方法に必然的に発展するが、再び小売的方法に戻ることで完結すると述べている。

　つまり、ソーシャルワークは、目の前の具体的事象から始まり、必然的に社会改革に拡大するが、社会改革の成果は、個々人の役に立っていなければいけないと主張したのである[1]。言い換えると、「常に目の前のお客さん（個別のクライエント）の顔を思い浮かべながら、卸売（社会改革）の仕事もしなければいけない」と主張していると理解してよいであろう。この感覚が、「相手とともにある基本的態度」としての臨床的感覚であるといえる。

［2］個別化の原理と一般化の原理

　リッチモンドのいう「社会改革」の仕事は、現代風にいいかえるとマクロあるいはメゾの分野の仕事を意味している。だとすれば、リッチモンドの考え方を、「ソーシャルワーカーの仕事はミクロから始まり、メゾ・マクロな領域に必然的に広がるが、ミクロな領域での有効性を常に考えていなければいけない」と言い換えることができる。リッチモンドの描いたソーシャルワーカーの仕事は、個人から始まり、地域社会の組織化や制度・政策まで広がり、再び個人に帰ることによって完結する円環的でホリスティックな仕事であるといえよう。

　しかし、ソーシャルワークの歴史が示す通り、それら広汎な仕事を統合することは難しい。その理由の1つとして、ミクロとマクロの両極に全く性質の異なる原理が働いていることが挙げられる。ミクロな領域では、バイステックのケースワークの原則において第1に挙げられている、個別化の原理（原則）が強調されている。これは、一人ひとりの個人を異なった独自の存在と見る考え方である。一方の極であるマクロな領域は、高度に一般化された福祉制度や福祉政策にかかわる領域である。マクロな領域は、一般化の原理によって動いているといえる。

［3］ソーシャルワーカーの基本的姿勢―方法としての臨床

　個別化と一般化とは、本来相容れない原理である。過度の一般化は、個人を抹殺する。逆に、過度の個人主義は、社会的サービス制度の成立と維持を困難にする。この相容れないものを統合しなくてはいけないことが、ソーシャルワークの社会的使命であるといえよう。

　ソーシャルワーカーは、異なった原理で動いている広汎な分野で仕事をしている。それにもかかわらずソーシャルワーカーの仕事が一貫してソーシャルワークであるためには、一貫した価値に基づく基本的姿勢が必要である。それが本書でいう「臨床」であり、「相手とともにある」態度であるといえる。佐藤は、この意味での「臨床」を「場としての臨床」と区別して、「方法としての臨床」と呼んでいる(2)。この「方法としての臨床」の概念は、リッチモンドのいう「小売利的方法」の重視と通低するものである。ソーシャルワークの本質は、本来臨床的なものであるといえる。

B. 「臨床的」であること

［1］「相手」とは何か

　「相手とともにある」ことがソーシャルワーカーの基本的姿勢である。

マクロ
macro

メゾ
mezzo

ミクロ
micro

ホリスティック（抱括的）
holistic

ソーシャルワークの歴史
➡『相談援助の基盤と専門職』第3章参照のこと。

バイステック
Biestek, Felix Paul
1912～1994

相手とともにある

「相手」とは、ソーシャルワークの対象を意味する。対象領域は、個人、家族、集団、組織、地域社会、政策・制度などに分類されるが、どの領域においても焦点になっているのは、「環境の中の人」である。「環境の中の人」とは、まわりの環境と相互にかかわりをもちながら生きている個人を表現する言葉であり、その中には①人、②環境、③その間のやり取りという3つの要素が含まれている。これらの3要素が絡み合っている全体状況がソーシャルワークの介入対象であるが、どの要素に力点を置くかによって対象が分類されている。しかし、あくまでも中心的なテーマは全体状況における個人の生活であり、人生である。

　今日のソーシャルワークは、地域社会や組織、政策・制度までを仕事の範囲として取り入れている。間接援助の場合は、主として環境の要素にかかわるため、「人」が中心テーマにならないのではないかと思われるかもしれない。現代の状況は、リッチモンドの頃と比べて格段に複雑になり、全体状況の中での「人」が見えにくくなっている。しかし、それだからこそ「臨床」が強調される意義があるといえよう。

[2]「ともにある」とはどのようなことか

　人と環境とのかかわりの状況は、ミクロからマクロまでのさまざまな単位でなされている。ソーシャルワークの対象の最もミクロの単位は、クライエント（人）とソーシャルワーカー（クライエントにとっての環境としての）と、その援助関係の3要素から成っている。マクロな単位は、クライエント（個人あるいは同じ属性をもつ人びと）と政策や制度（サービスそのものやそれを運用している人びと）と、両者の「関係性」（歴史的・文化的な関係のパターン）の3要素から成っている。ソーシャルワークが目標としているのは、それらの3要素が同時に改善に向かうことである。

　「ともにある」という基本的態度とは、彼（個別の）や彼ら（一般化された個別の人たち）と同じ状況に身をおき、時間を共有する態度といえる。同じ状況に身をおくことは、彼らの困難とそれに伴う感情を理解することである。そのためには、受容、共感や自分自身を吟味する技術が必要である。時間を共有することは、彼らが解放されエンパワーされるための、重要な他者としてソーシャルワーカーが機能することを意味している。さらに、「ともにある」という基本的態度は、人と環境との全体関連性の中で、常に利用者の立場に立っていることを意味しているといえる。

[3] 個別性の重視

　「臨床」とは、利用者と同じ状況に身をおき時間を共有する態度を意味

していることが理解されただろう。そして、臨床的であることは、対象となる人や人びとを深く理解し援助するための方法でもある。臨床を重視する考え方の背景には、対象となる人びとが、個別でそれぞれ異なっていることを尊重しようとする思想が存在している。ミクロからマクロまでのあらゆる次元において、異なった人や人びとにそれぞれ異なることをしようとすることが、リッチモンド以来のソーシャルワークの真髄である。

社会における制度的福祉サービスは、高度に標準化されたものである。たとえば、社会福祉制度のもとでは、ある条件（資格要件）が満たされると、一定のサービスが提供される仕組みになっている。しかし、個人のニーズは千差万別である。また、それぞれ生きる課題も生きるペースも異なる。したがって個人と世の中の仕組みとは、常に葛藤が生じる。

ソーシャルワークは、人と世の中との葛藤状況に介入する仕事である。その場合、ソーシャルワーカーがどの立場にいるかが問題である。「臨床」を重視する立場は、明らかに個別で異なった人や人びとの立場に立っている。また、その立場を忘れまいとする決意を示しているといえる。

C. 臨床ソーシャルワークの概念

[1] 臨床ソーシャルワークの定義

以上、「臨床」という用語の意味を検討してきたが、ソーシャルワークの歴史の中ではどのように定義されてきたのであろうか。ソーシャルワークの中には、「臨床ソーシャルワーク」という分野が存在する。分野として成立するのは 1980 年代であり、それまでは、先に述べたように個人や家族、小集団を対象とした直接援助、あるいは医療ソーシャルワーク、精神科ソーシャルワークを指して使われてきた[3]。

1970 年代、臨床ソーシャルワークは、主として精神科ソーシャルワーカーの活動を指した特殊ソーシャルワークとの関連で論議されるようになり、数年間の論議の後、1984 年に全米ソーシャルワーカー協会が次のような定義を採択した。「臨床ソーシャルワークは、個人、家庭、及び小グループの心理社会的機能の向上と維持を目標とし、その目標を全てのソーシャルワーク実践と共有している。臨床ソーシャルワーク実践は、ソーシャルワーク理論と方法とを専門的に応用し、心理社会的機能障害、機能不全、損傷、さらに情緒障害、精神障害の治療と予防とに役立てている。臨床ソーシャルワークは、心理社会的脈略において人間発達に関する諸理論を基盤としている」[4]と。

以上のように、全米ソーシャルワーカー協会の定義による「臨床ソーシ

特殊ソーシャルワーク
specific social work

全米ソーシャルワーカー協会
NASW: National Association of Social Workers

人間発達に関する諸理論
主として情緒発達に関する理論。

ャルワーク」は、主としてケースワークやグループワークなどの直接援助であり、ソーシャルワークの機能のうち治療的機能を重視している特殊なソーシャルワーク実践をイメージしている。

[2] ジェネラリスト・ソーシャルワークと臨床ソーシャルワーク

ソーシャルワークの仕事は守備範囲が広いため、歴史的にケースワーク、グループワーク、コミュニティオーガニゼーションなどの異なった理論的背景をもつ方法論に分かれて発展した。また、ソーシャルワークの分野も、児童、障害者、医療、教育、司法などで専門分化した。そのため、1960年代には専門分化しすぎたソーシャルワークが時代の要請に合わないという反省が生まれ、とりわけ心理療法化したケースワークが檜玉にあがった。そして、1970年代には細分化した分野や方法の統合化が論議されるようになった。

そのような流れの中から、包括的なソーシャルワークの考え方であるジェネラリスト・ソーシャルワークが提唱されるようになった。臨床ソーシャルワークが定義され、分野として成立した時期と、ジェネラリスト・ソーシャルワークの提唱された時期とが重なっていることは注目に値する。つまり、一方で特殊なソーシャルワークの領域が確立すると同時に、もう一方で包括的なソーシャルワークが提唱されたのである。

コミュニティワークの強調やソーシャルワーク統合化の大波に隠れて目立たないが、ソーシャルワークは、専門分化する方向性と統合化していく方向性とが同時に存在している。このように、正反対の方向性を同時にもった専門職であることが、ソーシャルワークの独自性であるといえる。

[3] 臨床ソーシャルワークの重要性

繰り返すが、本書では、「相手とともにある」すべてのソーシャルワーク実践を、臨床ソーシャルワークと呼んでいる。アメリカでは、リッチモンド以来の長い臨床的実践の伝統の上に、コミュニティワークや政策・制度に働きかけるマクロ的実践が積み重なっている。現代のアメリカでも、マクロ的な実践を強調する傾向にもかかわらず、形や用語を変えて脈々と臨床的実践の流れが継続しているという指摘がある[5]。

だとすれば、臨床的実践の伝統の乏しいといわれるわが国のソーシャルワーカーは、とりわけ「相手とともにある」基本的態度を学ばなくてはならないであろう。なぜならば、ソーシャルワーク実践は、本来的に「臨床的」なものであり、臨床的態度（リッチモンドのいう小売的方法）を基盤としながら、マクロ的実践（リッチモンドのいう卸売的方法）に進むもの

といえるからである。

2. 臨床ソーシャルワークと相談援助

　わが国において、ソーシャルワーク実践の呼称として用いられている用語は、「相談援助業務」である。相談援助の原則、対象、プロセスについては以下の各章で詳述するので、本節では相談援助業務が「臨床的態度」を失わないための要点を押さえておくことにしよう。それらは、第1に、多様なニーズを理解することであり、第2に、多様なニーズを抱えた個人に共感することである。この共感は、「相手とともにある」態度の基盤であり、臨床ソーシャルワークの基本となる技術である。

A. 個人の多様なニーズ

[1] 人間に共通したニーズ

　相談援助は、クライエントのニーズを満たし、クライエントが人生を全うすることを手伝う仕事である。

ニーズ
needs

　ニーズとは、単なる欲望ではなく、人間の社会生活の上で必要不可欠な身体的・心理的・社会的要件である。したがって、ニーズが満たされることは、人間が生存し、成長・発達し、よりよく機能するために必要不可欠なものである。社会は、人間のニーズを満たすために作られている全体システムと言えよう。したがって、社会は、その中にある人びとのニーズを満たすよう機能することが期待されている。

　人間に共通のニーズとしては、マズローの階層説がよく知られている。その詳細は、本書の第3章に譲るが、大別すると①生存のためのニーズ、②成長・発達のためのニーズ、③自分と社会を認識し、よりよく機能するためのニーズに分けられており、より高い次元のニーズが充足できるほど質のよい人生が全うできると考えることができる。

マズロー
Maslow, Abraham
Harold
1908 ～ 1970

[2] 相談援助の実践と人びとのニーズ

　ニーズが発生するのは、それらが満たされない状況のときである。人間のニーズが、すべての次元において満たされた社会はかつて存在したことがない。したがって、いつの時代においても、どのような社会においても

ニーズは存在している。人間の生活は、多様でありたえず変化している。また、社会もたえず流動しているため、人びとのニーズが完全に充足された状態は存在しないのである。むしろ、時の流れとともに、次々と新しいニーズが発生し、それらを充足していく営みが人間を成長・発達させ、社会をよりよくニーズに対応できるように変革していくといえる。

人びとのニーズは、周囲の人や集団、組織、社会制度などとの社会関係を通して充足される。たとえば愛情と承認は、家族や友人との良好な関係から供給され、教育は教育制度のもとで学校という組織から供給される。また、生存に必要な最低限の生活は、わが国では公的扶助や年金などの社会制度が保障することになっている。ところが、さまざまな理由によって、人びとの社会関係がうまくいかなくなった場合、ニーズは充足されなくなる。相談援助は、そのような場合に人びとの社会関係に介入し、人びとがニーズを充足できるようになることを手伝う仕事である。

[3] ニーズの多様性

人間には、共通のニーズがあると想定できるが、そのニーズの満たし方は一人ひとり異なっている。たとえば、性別や年齢階層によって、あるいは社会文化的背景により、正当と思われるニーズの満たし方に違いが見られる。また、身体的・知的・精神的な障害のある人びとが生きていく上で必要とする特別なニーズも存在する。

ソーシャルワーカーは、個別で多様なニーズとその満たし方を理解し、個人や集団の社会関係の悪循環に介入するとともに、環境が最大限に個別で多様なニーズを充足させるための資源を提供できるように環境にも働きかける。個別で多様なニーズとその満たし方を理解するためには、人間の社会化と成長・発達、性差などについての詳細な知識が必要とされる。さらに、家族を含む社会制度や社会システムとその機能についての詳細な知識が必要とされるであろう。

B. 共感すること

[1] 共感の必要性

共感
empathy

ソーシャルワークの原初形態である慈善活動は、貧困の原因を「道徳的堕落」ときめつけ、お説教や説得、人格的感化によって立ち直らせようとした。しかし、それらの方法はほとんど効果がなかったといわれている。

ソーシャルワークは、初期の慈善活動の方法に対する反省から、受容の必要性を実感し技術化している。受容とは、ありのままのその人を受け容

れることで、問題行動を許容することとは異なる。受容は、共感の技術と
ソーシャルワーカーが自分自身を吟味する技術から成っている。共感とは、
「他者の体験する感情や心理状態、あるいは主張などを、自らも全く同じ
様に感じたり理解したりすること」⁽⁶⁾を意味している。また、共感は、ソ
ーシャルワーカーが利用者を理解するための情報を得る重要な手段である。
また、共感は「相手とともにある」行為そのものであり、援助関係を形成
するとともに利用者を尊重し、その能力を引き出す効果がある。その意味
で、共感の技術は相談援助の基本となる技術であるといえる。

[2] 共感のプロセス

　相談援助で使用する共感の技術は、ひとつのプロセスである。まず、①
相手の困惑や苦しみに共鳴できることが出発点である。つぎに、②その困
惑や苦しみを拒否せず、振り回されずに受けとめることである。そして、
③その困惑や苦しみを特定し、命名して対処可能な方法を利用者と一緒に
見つける一連のプロセスである。

　したがって、共感とは、単に利用者と同じ様に感じるだけではなく、そ
こから逃げ出さずに、彼らの困惑や苦しみを理解し保持することを意味し
ている。困惑や苦しみは、それを抱えていられないために対処できないも
のになってしまうことが多いからである。ソーシャルワーカーは、彼らの
困惑や苦しみを受けとめ、抱えることによって彼らとともに踏みとどまり、
彼らが対処可能な手段を一緒に探すことができる。③の段階に至って、ソ
ーシャルワーカーは、利用者の立場に立ち利用者のペースに沿って、必要
な資源を彼らが動員することを援助することができるのである。相談援助
の目標は、代わりに何かをやってあげることではなく、共感のプロセスを
通して利用者が自力で問題に対処できるように支援することである。

[3] 共感をはばむ要因

　共感のプロセスにおける①、②の段階は、ソーシャルワーカーが利用者
と同じような困惑や苦しみをかかえて処理できないでいるような場合、共
鳴できないことが多い。逆に、共鳴してしまうと振り回されて、受けとめ、
保持することができなくなってしまう場合もある。そのため、クライエン
トの問題を否認し、問題の全体関連を読み違えてしまうことがある。ある
いは、強い不快を感じ、頭ごなしにお説教や説得を行い、自分の考え方を
押し付けてしまうことがある。これらは、ソーシャルワーカーの共感不全
であり、逆転移と呼ばれる現象の一部である。

　ソーシャルワーカーも人間である限り、逆転移は必然的に起きてくるも

許容
受容と許容は混同されやすい。とくに、受容された人は、自分の問題を許容されたと勘違いしやすい。ソーシャルワーカーの側で、明確にその違いを認識しておく必要がある。

共感の治療効果
共感が持つ治療効果については、コフートの自己心理学など、最近の精神分析理論が参考になる。

逆転移
counter transference
逆転移は、利用者が向けてくる「転移」（過去の重要な人との関係の再現）への反応としての逆転移と、ソーシャルワーカー自身の過去の再現としての逆転移とが存在する。

のである。しかし、逆転移は共感をはばむ要因であり、利用者の役に立つ
ために、逆転移を徹底的に吟味する必要がある。利用者への共感とソーシ
ャルワーカーの自己吟味は、同時進行のプロセスである。逆転移は、無意
識的な出来事であり、ソーシャルワーカー自身にも何が起きているのかわ
からないことが多い。共感能力を向上させ、ソーシャルワーカーとして成
長するためにはスーパービジョンを受けることが必須の要件である。

スーパービジョン
supervision
➡『相談援助の理論と方
法Ⅱ』第6章参照。

C. 臨床ソーシャルワークとエコロジカルな視点

　相談援助は、「相手とともにある」すべての実践を含んでいる。「相手と
ともにある」実践は、利用者の多様なニーズを共感することによって理解
し、利用者の立場に立って行う実践であり、それはソーシャルワーカーの
基本的な姿勢であるといえる。

エコロジカル・ソーシャ
ルワーク
ecological social work
「生態学的ソーシャルワ
ーク」と訳されている。

　しかし、実際の介入は、個人を超えたところで進められることも多い。
それは、利用者の直面する問題が、単に個人的な責任に帰せられるもので
はなく、人間を取り巻く環境との複雑なやりとりの結果として生じている
からである。行動と結果についての複雑で円環的な体系を説明する用具と
して、エコロジカル・ソーシャルワークの視点が強調されている。本書の
第1章でエコロジカルな視点について詳しく説明するが、その視点はソー
シャルワーカーの視野を広げるものである。

　現代社会は複雑になり、ソーシャルワーク実践も利用者の顔が見えない
実践も増えてきた。人間と環境とを見わたすエコロジカル・ソーシャルワ
ークの視点を身につけるとともに、このような時代にこそ、臨床ソーシャ
ルワークの価値と基本姿勢が強調されるべきであろう。

注）

(1)　リッチモンドの思想に関しては，小松源助『ソーシャルワーク理論の歴史と展開
　　―先駆者に辿るその発達史』川島書店，1993 を参考とした.

(2)　足立叡・佐藤俊一・平岡蕃『ソーシャル・ケースワーク―対人援助の臨床福祉
　　学』中央法規出版，1996，p.18.

(3)　小関康之・西尾祐吾編『臨床ソーシャルワーク論』中央法規出版，1997，p.20.

(4)　ジベルマン，M. 著／仲村優一監訳／日本ソーシャルワーカー協会訳『ソーシャ
　　ルワーカーの役割と機能―アメリカのソーシャルワーカーの現状』相川書房，
　　1999，p.30.

(5)　前掲書（3），p.17.

(6)　日本精神保健福祉士協会・日本精神保健福祉士学会監修『精神保健福祉用語辞
　　典』中央法規出版，2004，p.103.

理解を深めるための参考文献

● ドルフマン，R. A. 著／西尾祐吾・上續宏道共訳『臨床ソーシャルワーク─定義、実践そしてビジョン』相川書房，1999.

　臨床ソーシャルワークに関する入門書。ソーシャルワークが人と人とのつながりを基本としていることを教えてくれる著書である。

● グリーン，R. R. 編／三友雅夫・井上深幸監訳『ソーシャルワークの基礎理論─人間行動と社会システム』みらい，2006.

　ソーシャルワーク理論についての集大成。アプローチと基礎的理論とを網羅しており、実践にも役立つ著書である。

● トール，C. 著／小松源助訳「コモン・ヒューマン・ニーズ─社会福祉援助の基礎」中央法規出版，1990.

　人間の発達と成長に伴う複雑なニーズを系統的に説明した古典的な名著。

ジェネリックポイント

どうしてわが国では、アメリカから輸入された古典的ケースワークが根づかなかったのでしょうか。

個別化の原理と無意識の重視を特徴とする古典的なケースワークは、社会文化的な条件がいくつか揃っていなければ理解されにくいものかもしれません。ソーシャルワークはその起源から、徹底した個人主義と民主主義の精神で貫かれています。それらの価値を内面化していなければ、個別化や個人の尊厳の重視は十分に理解できません。また、精神分析的な人間観は、人間の非合理性に対する深い洞察がなければ、とても怪しい理論に見えます。それらが絡み合って精神分析の影響を受けた古典的ケースワークが根づく環境ではなかったといえます。

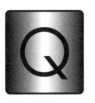 共感能力を高めるためには、どのような学習が必要でしょうか。

 共感は、感じる能力と知的な理解をする能力とで成り立っています。感じる能力は、自分の担当したケースをスーパービジョンの場で繰り返し検討することで、向上させることができます。知的な理解は、理論を学ぶことによって涵養^{かんよう}されます。両方が揃えばよいのですが、学生であれば、まず理論をしっかりと身につけることを勧めます。理論を学ぶことによって、自分が感じたことを言葉にする力がつきます。

 援助者の傲慢^{ごうまん}

　人を援助する、あるいは援助できると思うことは、とても不遜なことである。というのは、多くの場合「援助」とは、自分は安全地帯にいながら、惨めで困っている人たちの人生に介入したい、という不遜^{ふそん}な欲求が源となっていることが多いからである。つまり、恵まれた立場の人たちが、自分たちの余剰物を「施す」行為は、「自分たちが優れているために劣った人たちの人生に介入できる」という思い込みと関連している場合が多い。要するに、「自分は優れていてよい人だ」と思うから、あるいはそう思いたいがために自分たちより弱っている人たちを援助するということである。この行為は「施し」^{ほどこ}と呼ばれてきた。

　「施し」^{ほどこ}を受ける立場の人たちも、施されれば施されるほど自分たちが劣っていると思い知らされるわけで、その日を生き延びるために仕方なく施されていたわけである。これでは、主体的な人ほど、「施す人」に対する反発や敵意が強いのは当然である。

　このような不遜な欲求に基づく援助の動機は、現代の福祉を学ぶ学生や臨床現場のソーシャルワーカーにも存在する。自分が利用者より優れているから援助できるのだと本気で思っている人たちがいるのである。ほんの少し前のソーシャルワークの教科書に、「人格高潔」な

ことがソーシャルワーカーの資質と書かれていたくらいであるから、無理もないのかもしれない。しかし、このようなソーシャルワーカーは、利用者の人たちと有効な援助関係を結ぶことは難しい。利用者の人たちから、「あなたに私たちの苦しみはわからない」といわれてしまいそうである。

　それでは、利用者の人たちに役に立つ援助とはどのような援助であろうか。ソーシャルワークは、その原初形態である慈善活動に対する反省から、共感の技術の必要性を実感し、技術化している。共感は、相手の身になって感じる技術であり、ソーシャルワーカーが自分自身を吟味する技術を含んでいる。少なくとも、共感の技術を身につけたソーシャルワーカーであれば、利用者の人たちと対等の立場で「ともにある」ことができるであろう。

　なぜならば、自分が優れているから援助できるのではなく、利用者の立場に立てるから援助ができるのである。それは、ちょうど池でおぼれている人に、安全な岸辺から浮輪を投げてあげる行為と、池に飛び込んで一緒に泳いで岸にたどり着く行為の違いのようなものである。ソーシャルワーカーは、浮輪をたくさん持っているから援助できるというよりも、おぼれている人よりほんの少し泳ぎがうまいだけなのである。そして、おぼれないように泳ぎを覚えてもらうことが、ソーシャルワークの援助の本来的な目的なのである。

第1章 人間と環境の交互作用

1

人間と環境との関係をソーシャルワークが
どのように捉えてきたかについて学ぶ。

2

ソーシャルワークの対象としての環境について、
概念、歴史等も踏まえ考える。

3

「個人」も「環境」も支援するための
切り口としての「システム理論」と
その後の「人間生態学的視点」について理解する。

1. 人間と環境—人と環境とのソーシャルワーク実践

A. 事例から考える

　まずは以下の事例から考えたい。

> 　スクールソーシャルワーカーのS社会福祉士は、小学校3年生のB（男性）がここ1ヵ月ほど不登校になり通学できておらず、対応の仕方について、担任より相談を受けた。以前、Bより家族は父親のみであり、その父親は無職で、精神的に不安定で食事の用意もできず、B本人はカップラーメンなどで飢えをしのいでいるような話を聞いていた。家庭訪問しても、Bに対し「出るな」といった父親の声がドア越しに聞こえ、本人に会えず担任として困っているとのことであった。学校でのBは、クラスの一部の児童より「臭い」、「服がいつも同じ」といった事を大声で指摘され、からかわれていた。また、そういった状況を父親に電話連絡し、状況改善へ向けた協力を依頼すると、「学校は何も子どもを守るようなことをしていない」と激怒し、「もう学校には行かせない」と話していたこともある。

　Bが不登校になっている原因は、クラスの一部の児童よりからかわれたり、クラスで居場所がないような状況もあると推測されるが、家庭における父親からの養育も間接的な原因になっていると考えられる。本来であれば、精神的に傷ついているであろうBを暖かく見守り、包み込むべきである家庭という「環境」が機能していないとも考えられる。また、父親が学校を媒介として、Bにとっての「環境改善」に向けた取り組みを阻害する、「脅威」や「摩擦」となっていることも否定できない。まとめると、Bが不登校になった直接の原因は家庭外にあるとしても、父親との生活によって生じる脅威や摩擦および学校との対立関係が、Bの不登校からの復帰をより阻害していると推測することもできる。

　この状態の改善に向けてスクールソーシャルワーカーはどのように介入すべきであろうか。まずは、父親との対話の接点を見つけ、Bの学校への復帰に向けて協力関係を作り上げることである。さらにBと直接会う機会を持ち、不登校の原因に関係する摩擦の解消に取り組むよう、本人、父親と相談できる体制を作り出すことが必要である。併せて、父親が抱えているであろう、経済的困窮に対し、行政等と連携体制を組んでいくことも必要だろう。まさに、人と環境との接触面に介入し、摩擦をやわらげていくことが必要となる。

　こうした「人」が「環境」とのかかわりをもつ中で、ソーシャルワーカーが介入していく際の「人−環境」の実践について、ケンプら[1]は以下の

ケンプ
Kemp, Susan P.

3つを挙げている。

- ストレスに満ちた生活状況に対処し、環境の課題に応え、環境資源を十分に活用できるように、クライエントの能力を獲得したという感覚を向上させること。
- 多面的に考察しながら個人的なソーシャルネットワークの動員を特に強調し、環境における活発なアセスメント、契約、介入によってこの目標を達成すること。
- 集合的な活動によって社会的なエンパワメントを向上させるために、個別の関心事を関連づけること。

　ケンプらの内容は、事例のBや父親を支援していくうえで、重要な視点である。Bがストレスを感じている、学校でのある種の「居場所のなさ」や、家庭における放任という養育環境から、学校や地域社会、ひいては放任にかかわっている父親自身が「環境」との良好な相互関係を持ち、社会的なエンパワメントを向上させることが求められる。こうした「環境」への介入は、多面的で重層的なアセスメントによる情報収集や、援助計画立案を経た実際の介入により組み立てることになる。

　また、Bばかりではなく、父親も社会的に孤立している状況において、自身の潜在的な能力に気づき、エンパワメントしていくために父親本人が持つ関心事に結びつけられるよう支援していくことも重要である。スクールソーシャルワーカーは、社会資源および社会資源を結びつけた「ソーシャル・サポート・ネットワーク」の構築を念頭に入れる。Bへの危機介入的な視点をシステム的に捉えつつ、援助者は人と環境のよりよい交互作用を作り出すように尽力する。

　人と「環境」は隣り合わせている。人と環境は絶えず、お互いの関係性のなか「交互作用」を行い、時にその接触面は摩擦や不均衡から「問題」として表面化することになる。ここでの交互作用は重層的で円環的な複雑な様相を呈する。「人と環境は交互作用を行いながら、互いの要求を満たそうと努力する。その結果、双方の関係が適応に向かえば、人は成長、発達するが、不適応状態に至ればストレスが高まり、機能不全に陥る」[2]ことになる。

　Bの環境である学校や家庭との関係性は、機能不全状態に陥っている。その結果、Bはストレスを感じている。学校も家庭もBにとって、安心・安全な場所ではなくなっている。しかし、一方で父親も仕事がない状況で自暴自棄になり、Bへの関心が薄れたり、関心が薄れつつもBとの関係

放任：ネグレクト
neglect
児童虐待の一形態。養育放棄、育児放棄のことをいう。

介入（インタベーション）

計画立案（プランニング）

ソーシャル・サポート・ネットワーク
社会生活を送る上でのさまざまな問題に対して、身近な人間関係における複数の個人や集団の連携による支援体制をいう。

へ周囲（学校）が介入することに不満である。そのため、父親自身も周囲との関係を断ち、より孤立した状態へと向かうことになる。そこに「飲酒」や「ギャンブル」といった複合的な要因が重なると、この親子をめぐる交互作用は重層的で複雑に悪循環することになる。

こうした人と環境との捉え方を、「人間生態学」は強調する。

人間生態学
human ecology

B. 環境の定義と環境アセスメント・介入

現代のソーシャルワークにおいて「環境」は重要な概念である。実際のソーシャルワークの現場で個人が問題を解決する際には、個人が有する問題を環境との関係性で捉えることで、問題解決に結びつくことが数多くある。それは人が社会環境との関係性の中で生きる「社会的な存在」であることに由来する。援助対象の「環境（環境的な側面)」とは、ある人を取り巻く環境的な条件の全体性を意味している。大きくは、自然的・文化的な風土と呼ばれるものから、生活している地域の特性、身近なところでは、衛生環境や医療環境や教育環境、住環境や交通事情、仕事やそれにともなう収入、財産、家族や親族、友人や近隣関係、あるいは利用可能な制度やサービス、機関や施設などの社会資源を挙げることができる[3]。

ジャーメイン
Germain, Carel Bailey

人間生態学の立場に立つ、ジャーメインは環境を、物理的、文化的、社会的な側面を持つものとして定義した。物理的環境は自然界と人工の世界から成る。また、社会的環境は種々の組織のレベルにおける人間関係のネットワークから成る。そして、双方の環境は社会的相互作用をパターン化し、物理的環境をどのように活用しかつそれに反応するかを決定する。また、文化価値、規範、知識、信念から影響を受ける。そして、物理的環境と社会的環境の双方は時間（生物的、心理的、文化的、知識、信念）から影響を受ける。

ケンプ
Kemp, Susan P.

また、ケンプらは環境を次の5つに分類した。

- 知覚化された環境 – 意味と信念の個別的、集合的なシステムにおいて構成される環境
- 自然的、人工的双方から成る物理的環境
- 社会的・相互作用的環境 – 主に親密度の異なる人間関係から成り、家族・グループ・近隣ネットワークと集合体を意味する。
- 制度的・組織的環境
- 文化的・社会政治的環境

そして、ケンプらは次のように述べている。「環境は個人的にも社会的

にも構成されていること、さらに、それは一般社会の構造に固有のパワー関係を表現していることである。この視点から、環境は多次元から成る統一体として定義される」[4]。

よって、環境自体も立体的で多元的な全体を有しているといえる。

こうした環境に対し、ソーシャルワーカーはどう介入するのだろうか。紹介した事例においても介入が必要になる。しかし、介入は感覚的に行うだけでは専門職としての介入として事足りない。そのためにはアセスメントが必要になる。「クライエントをその環境から分離する実践者は、クライエントの広く深い生活経験を見失う危険を冒している」[5]というジョーダンとフランクリンの文献をケンプらは引用している。ここでのアセスメントは、医学モデルとして環境にかかわる問題を改善するというよりも、クライエントの生活経験などを取り込み、環境のなかでより良い活動ができるように「パワー」を獲得できるようにすることにある。

アセスメントとは、「クライエントとワーカーが協働して、多様なレベルの環境と交互作用を持つクライエントとクライエント・システムについての情報を集め批判的に分析する進行中の過程である。情報には、リスク、課題、関心のある問題と同じく、長所、資源、可能性、機会が含まれ、クライエントが経験する環境の意味に注意が払われる」[6]。よって、アセスメントとは、環境そのものだけではなく、クライエントやクライエント・システムという「人」と多様な環境との「交互作用」に関わる分析を行うとともに、クライエント個人が有する環境の意味をも捉える必要がある。

次に「環境への介入」についてみておこう。ジョンソン（L. C. Johnson）らは、ソーシャルワークにおける介入の定義に関し、「変化を起こすために、人間のシステムや過程と関連づけて、ワーカーが為す特定の行為。この行為はワーカーの熟練技術及び知識と専門職の価値によって導かれる」[7]としている。環境への介入もこうした定義に準ずる。

「環境への介入」に関し、人間生態学はアセスメントを重視する[8]。人は環境を生きるなかで、絶えず交互作用を行うが、その接触面において、不適応や問題が発生した際に、生活ストレス（ストレス）が発生する。人間生態学では、生活ストレッサーとして、「環境のプレッシャー」、「人生移行」、「コミュニケーション障害」などを扱うが、個人が物理的環境や社会的環境に対して、認知しているストレッサー等を、面接、観察、記録から収集することで、介入への「特定を導きだす」ことが重要である。そして収集したデータを生活ストレッサーの視点から整理し、アセスメントに生かすことが必要である。

介入は、「環境への介入」のほか、「人への介入」、「人と環境への接点へ

ジョーダン
Jordan, Catheleen

フランクリン
Franklin, Cynthia

人間生態学
human ecology
生物学をモデルにして人間と環境との関係を明らかにする科学。ソーシャルワークの基礎理論の1つとして、C. ジャーメイン（Carel Germain）らがエコロジカル・アプローチ（生態学的アプローチ）として採用した。

の介入」がある。しかし、こうした環境を分離したものとして捉えるのではなく、一体的なシステムとして捉え介入する視点が人間生態学では求められる。「人と環境への接点への介入」は、「接触面」にかかわる多面性への介入につながることになる。

　人間生態学におけるソーシャルワーク理論では、環境は交互作用と「相互適応」の過程を通じて均衡状態が保たれるとし、その見方を人間関係にも適用する。そして、適応状態に向けて、「環境」への適応を重視する。

C. 相談援助の対象としての「社会」と「環境」

　相談援助は、個人が持っているニーズへの対応・充足のために業務を行うのか、それともニーズを生み出す社会へ介入し、その変革も目指し業務に当たるべきかを模索してきた。歴史的な流れを少し、振り返ることとする。

　「個人」と「社会」への介入が語られる際、例として挙げられるものに、「慈善組織協会」と「セツルメント」がある。

慈善組織協会

セツルメント

　ソーシャルワークにおける「個人」への支援への起源としての慈善組織協会は、1869年ロンドンで設立されたことに端を発する。当時のイギリスにおいて、乱立し、非組織的であった慈善活動を組織化し、効率的な救済を行うこととした。その後、慈善組織協会はアメリカに渡り、「ケースワークの母」と呼ばれ、近代ソーシャルワークの出発点の1人であるリッチモンドによって方法論が確立されることになる。それは、「友愛訪問」による個別の支援体系をケースワークの方法論として確立したことにある。

リッチモンド
Richmond, Mary Ellen
1861〜1928

　また、ソーシャルワークにおける「社会への支援」への起源は、「セツルメント」である。セツルメントは、知識や人格を備えた有識者等がスラムなどの貧困地区に住み込み、住民の生活や意識の向上、また地域の社会福祉の発展・向上を図る活動をいう。貧困の原因を「社会」や「社会構造」に求めたのである。1884年、ロンドンの貧困地区であったイースト・エンドに「トインビー・ホール」が設立され、その後その理念はアメリカに渡る。アダムスは1899年、アメリカのシカゴに「ハル・ハウス」を作り、セツルメント運動によって社会を変革することを目指した。アダムスはセツルメントを単なるスラム教化事業と考えず、あらゆる文化、宗教、さらには労使のかけ橋になるように運営した点では、より「社会」の多様性を意識した活動であった。

トインビー・ホール
Toynbee Hall
1884年ロンドンのイースト・エンドに設立された世界最初のセツルメント。

アダムス
Addams, Jane
1860〜1935

ハル・ハウス
Hull-house

　しかし、こうした2つの「個人」か「社会」か、といった意識の相違は、それ程明確ではなかったといった指摘もある。特にイギリスにおいては、

慈善組織協会の中心者は、「貧困の原因は個人にあるという個人責任論を固く信じていたが、社会責任論を唱えたセツルメント活動家たちも個人の人格向上の必要性は認識していた」(9)とある。一方、アメリカにおいては「セツルメント」を「社会改良」と同義で用い、「困窮者の援助だけを考えていた『慈善事業』と区別する傾向が強かった」(10)。

その後、アメリカにおいては 1950 年から 1960 年代における公民権運動やベトナム戦争、貧困の再発見といった社会の混乱・変化のなかで、ソーシャルワークの「個人」か「社会」か、といった視点は再び論じられることになる。

「社会」と「環境」との結びつきは強く、その点でも、個人と環境を考える際、上記のような経緯を念頭に置くことは重要である。

> 貧困の再発見
> rediscovery of poverty
> 1960 年代，世界で最も豊かな国アメリカにも貧困が多く存在し，しかもそれが地域的に集中していることがわかるなどした。代表的著作にハリントン『もう一つのアメリカ ── 合衆国の貧困』（1962）などがある。

2. システム思考と人間生態学的な視座

A. 人間生態学のアイディアとしての一般システム理論

相談援助の対象を「個人」と限定した時代においては意味を成さなかった「環境」も、社会という切り口においては、その重要性を増すことになる。人間の生活はさまざまな要素が複雑に絡み合い成り立っている。成育の過程で培った考え方・信念・習慣、心身の健康状態、家族や友人等との人間関係、歩いたり・顔を洗ったり・歯を磨いたりといった「日常生活行為（ADL）」、仕事や学校での活動への参加などである。そして、こうした要素は相互に影響し合っている。こうして全体としての「環境」ができ上がることになる。

> 日常生活動作（ADL）

ソーシャルワークの対象も、こうした人間の「生活」の広がりや相互の関係性を考えた場合、「個人」と「社会」に限定することは実際には困難であるといえる。この疑問に対し、「個人」といったミクロな活動と「社会」を対象としたマクロな理論を結び付ける理論として登場したのが、「人間生態学的ソーシャルワーク」である。

> 人間生態学的ソーシャルワーク
> ecological social work

そして、ソーシャルワークはクライエントの「生活」理解のために、生活の広がりや相互の関係性を生活状況の全体として把握する必要がある。そのためには、クライエントの生活状況を包括的に捉える。こうした物事を包括的・全体的に捉える考え方は、「一般システム理論」の考え方がそ

サイバネティックス

開放システム
1つのシステムが他のシ
ステムとの相互作用を持
ちながら、そのシステム
自身の安定的維持・成
長・発展が保たれている
とみなす。

閉鎖システム

の枠組みとして有効である。一般システム理論はベルタランフィの理論を
出発点とする。

　一般システム理論では、システムを有機体として考える。外部環境に開
かれているシステムを解放システムとして捉える。「システム」とは、一
定の環境の中で関係しあう全体的・組織的なつながり・単位として考える。
一般システム理論においては、「サイバネティックス」という「ゆらぎ」
が出てきたときに、それを修正する「誤差修正」のシステムが働くことに
なる。この「ゆらぎ」に正負のフィードバックを働かせて修正することに
なる。

　システムとは「相互に影響しあう要素の複合体[11]」であるとベルタラ
ンフィは述べている。そして、生物がどのように自分という生命体を自立
させつつ、外部の環境と相互作用させ、それを取り込んで自律性を発揮し
ていくのかを調べた。そのうえで、生物を「開放システム」とみなし、生
命体の各部が常に「自己」を取り巻く環境とのあいだを動的に調整しなが
ら有機的に自己を編成していると考えた。その反面、大半の非生命的なシ
ステムは、川や炎のような例外を除いて、「閉鎖システム」になっている。
それらは環境から情報を自主的には取り込まないし、自分で成長すること
はない。

　ベルタランフィによる一般システム理論の概念には、開放システム、閉
鎖システム、エントロピー、定常状態、インプット、アウトプット、情
報・資源処理システムなどがある。これらの用語は福祉実践を解釈する用
語として、そのまま使われていくことになる。

　ソーシャルワークにおける「システム理論」は、この一般システム理論
を応用する。ソーシャルワークはリッチモンド以降、人と環境を1つの視
野に入れ発展してきた。人間も、ベルタランフィが取り上げた「開放シス
テム」としての生物と同様、外界とのやり取りを相互に繰り返しつつ生き
ている。そして、こうしたシステムとは独立した個々の存在ではなく、諸
要素のまとまりとして、全体と相互に作用しあっている。

B. システム理論と相互作用

　ソーシャルワークにおけるシステム理論は、何らかの問題・課題を抱え
た人（クライエント）を、さまざまな環境（自然環境、社会環境、人間環
境）に影響を受けた存在として、一体的なシステムとして連続したものと
捉える視点である。ソーシャルワークが取り組むべき分野は、個人のパー
ソナリティを構成する諸要素（ミクロ）や個人の内的な課題だけではない。

社会システムや社会制度、またソーシャルワークのグローバル定義でいうところの「社会変革」や「社会開発」を構成する要素（マクロ）の相互関係までを視野に収めることのできる、広範な視点を提供した。

システム理論におけるシステムとは「相互に影響しあう要素の複合体」を指す。個人はその環境との間で常に「交互作用」を行っており、個人と環境との相互関係のあり方に焦点を当てて働きかけようとする理論である。また、生命体のように多数の変数をもつ複雑な事象を、その要素の相互作用に注目することによって科学的に把握しようとする試みの1つである。個人、家族、地域等をマクロへと連続するシステムとして理解し、その全体に働きかける。ケースワーク、グループワーク、コミュニティワークの主要3方法を統合する視座を示し、「ジェネラリスト・ソーシャルワーク」に影響を与えた。

まとめると、システム理論はクライエントの問題であっても、クライエント以外のシステムを構成する要因に働きかけることで、間接的に問題が解決できるとする考え方である。

システム理論は家族療法の立場で語られることも多い。家族療法とは、個人や家族の抱えるさまざまな心理的・行動的な困難や問題を、家族という文脈の中で理解し、その解決に向けた援助を行っていこうとする対人援助方法論の総称である[12]。家族成員の一人ひとりの行動に注目して、一人ひとりの総和として家族を理解しようとするのではなく、家族を「全体」としてみること、とりわけ家族成員間の「関係性」に注目して家族の動きを理解しようとする。アルコールに関係する事例で考えることとしよう。

ある男性は酒をやめるといいつつ、酒をなかなかやめることができない。妻も酒をやめてと言いつつ、酒を飲んでいたほうが機嫌がいい、酒はあの人の生き甲斐だとして、その男性の飲酒を結果的に肯定する。このように、酒をやめられないのは男性の問題だが、妻が酒を飲み続ける「環境」を提供し続けているとも解釈できる。

このように酒をやめると言いつつ酒を飲み続ける男性は、妻という家族の「相互に影響しあう要素の複合体」という全体によって、交互作用を行い、飲酒の肯定因子を強めているとも考えることができる。システム理論では、相互に作用するため、お互いがお互いの原因であり、結果であるという考え方を提唱する。この事例においても、男性は妻の「支え」により飲酒を続けるし、妻は駄目な夫を支えることで、自身の妻としての存在証明を行っているとも解釈できるのである。

また、エコ・システム論では、人間の生活問題は「個人」や「環境」に

ソーシャルワークのグローバル定義
2014年、国際ソーシャルワーカー連盟（IFSW）で採択された、ソーシャルワークの最新の定義。

交互作用

ジェネラリスト・ソーシャルワーク
さまざまな理論を拠り所とする方法を折衷的に活用し援助する、方法論的多様性と援助対象を捉える包括的な視点。

家族療法

エコ・システム論
マイヤーによる生態学理論とシステム理論の統合の試み。

23

その原因を求めるのではなく、その交互作用（原文では「相互作用」）に原因を求める立場に立つ。よって、この場合、夫と妻の交互作用が、飲酒を続ける「状態」を作りだしているといえる。

C. システム理論に基づくソーシャルワーク

マイヤー
Meyer, Carol H.

ゴールドシュタイン
Goldstein, Howard

サイポリン
Siporin, Max

ピンカス
Pincus, Allen

ミナハン
Minahan, Anne

システム理論に基づくソーシャルワークは、マイヤー、ゴールドシュタイン、サイポリンらによって展開された[13]。そして、中心的存在である、ピンカスとミナハンは、1973年にソーシャルワークを1つのシステムと捉え、システム理論に基づくソーシャルワーク実践では、ソーシャルワーカーは以下の4つのサブシステムの相互作用に関心をもたねばならないとしている。

（1）クライエント・システム

個人、家族、グループ、組織など、ソーシャルワーカーが援助の対象とするシステムである。クライエント・システムとは、社会福祉サービスを既に利用しているか、援助活動を通して問題解決に取り組もうとしている個人や家族などから構成されている小集団を指す。

（2）ワーカー・システム＝チェンジ・エージェント・システム（ワーカーとその所属機関）

ワーカー・システムとは、援助活動を担当するソーシャルワーカーとそのワーカーが所属する機関や施設とそれを構成している職員全体を指す。

（3）ターゲット・システム（目標達成のために変革しなければならない人や組織）

ターゲット・システムとは、クライエントとワーカーが問題解決のために変革あるいは影響を与えていく標的とした人々や組織体を指す。標的は、クライエントが選択する場合や、クライエント以外のワーカーやワーカーが所属している機関や施設も含む人びとや組織体が選択する場合もある。

（4）アクション・システム

アクション・システムとは、ソーシャルワーカーとともに変革への努力目標を達成するために対応していく人材、資源、援助活動を指す。

これまで、受け手であったクライエントが「治療」的な介入の際の「アクション・システム」の構成員そのものとして考えられるようになった。そして、次第に「人間生態学」の影響を受けつつ、発展していくことになる。

D.「生活」をターゲットにすること

ソーシャルワークの支援を展開する上で「生活」は重要なターゲットとして存在する。しかし、「生活」とは多面的で捉えどころのないものであり、明確に定義することは難しい。「生活」というと「衣食住」に関連した内容が浮かぶが、クライエントの「ニーズ」は「衣食住」に限定した形で表出するわけではなく、もっと広範な関連性や連続性をもって表出されることになる。「生活の質」の向上はソーシャルワークの支援計画を作成する際、支援目標として掲げられることは多いが、広範で連続性のある生活そのものを具体的にどう捉えていくかによって、「生活の質」向上に向けた実際の支援展開は大きく違ってくるといえよう。

ジャーメインの人間生態学においては、人間と環境とがやり取りし合い、相互に影響を与える場を「生活」と呼んでいる。

しかし、人間そのものとかかわり合う環境を通して生活を捉えることは、リッチモンド以降、ソーシャルワークが目指し、焦点化したものである。ただし、当初は、人間と環境を切り離し、人間の側が持つ病理や欠陥、また環境の問題点を取り除く視点が主流であったといえる。その後、システム論に影響を受けつつ、人間生態学的視点において、人間と環境との交互作用による「全体性」に焦点を置く視点が明らかになる。そして、その人間と環境との接触面を「生活」と定義している。

こうした「生活」を対象とするソーシャルワークの特質故に、ソーシャルワークにおけるシステム思考は、物理学や組織工学から発展した経緯を持つものの、異質感も併せ持っている。そのため、「生活」の全体的つながりを、生物学や生物環境学などから影響を受けつつ発展してきた人間生態学的視座は、自然事象としての「生活」の捉え方がよりスムーズだったと言えるかもしれない。

E. コンピテンスを備えた支援へ―エンパワメントへの着目と人間生態学との関連

人間と環境との接触面を「生活」と考えた場合、「生活」面で生じている問題をどう解決していくかは重要な視点である。その際、注目するものに、人が潜在的に持っている固有の問題解決能力である「コンピテンス」への着目である。ソーシャルワークにおけるエンパワメントは、人間生態学的視点に基礎づけられたアプローチである。エンパワメントは自らの肯定的感覚(自尊感情)を根づかせることにより、自らの能力に気付き、その能力を高め、問題に対処することに焦点を当てることを念頭に置いてい

る。そのため、「コンピテンス」との親和性は非常に高いと考えることができる。

　1976年、アメリカでソロモンが『黒人のエンパワメント―抑圧されている地域社会によるソーシャルワーク』を著し、ソーシャルワーク領域に、エンパワメント概念を導入した。前述した通り、エンパワメントは「人間生態学的視点」に基礎付けられたものである。それは、人と環境との交互作用において、人は個人との敵対的な関係においては「パワー」を発揮することができないが、人間関係における良好な関係性においては、「パワー」を維持・回復することで「エンパワメント」を強めることができるのである。

コウガー
Cowger, Charles

ストレングス
strengths

　コウガーは、「クライエントのストレングスはエンパワメントの燃料であり、エネルギー源である」として、ストレングスとエンパワメントとの強い関係性に言及した。このように「ストレングス」も「人間生態学的視点」を強める要因として、1990年以降に強調されていくことになる。

注）
(1) ケンプ, S. P.・ウイタカー, J. K.・トレーシー, E. M. 著／横山穣ほか訳『人－環境のソーシャルワーク実践―対人援助の社会生態学』川島書店，2000, p.3.
(2) 川村隆彦『ソーシャルワーカーの力量を高める理論とアプローチ』中央法規出版，2011, p.38.
(3) 稲沢公一『援助関係論入門』有斐閣アルマ，2017, p.44.
(4) 前掲書（1），pp.87-89.
(5) Jordan, C.・Franklin, C., *Clinical assessment for social workers: Quantitative and qualitative methods*. Chicago: Lyceum, 1995, p.5.
(6) 前掲書（1），p.89.
(7) ジョンソン, L. C.・ヤンカ, S. J. 著／山辺朗子・岩間伸之訳『ジェネラリスト・ソーシャルワーク』ミネルヴァ書房，2004, p.603.
(8) 前掲（2），p.42.
(9) 平岡公一・杉野昭博ほか『社会福祉学』有斐閣，2011, p.46.
(10) 前掲書（9）p.51.
(11) ベルタランフィ, L. von 著／長野敬・太田邦昌訳『一般システム理論―その基礎・発展・応用』みすず書房，1973, p.35.
(12) 日本家族研究・家族療法学会編『家族療法テキストブック』金剛出版，2013, p.24.
(13) 三島亜紀子『社会福祉学の科学性―ソーシャルワーカーは専門職か』勁草書房，2007, p.58.

参考文献 ●稲沢公一『援助関係論入門―「人と人との」関係性』有斐閣アルマ Basic，有斐閣，2017.
●太田義弘他『ジェネラル・ソーシャルワーク―社会福祉援助技術総論』訂正版，光生館，1999.

■**理解を深めるための参考文献**

● カレル・ジャーメイン他編／小島蓉子編訳『エコロジカル・ソーシャルワーク—カレル・ジャーメイン名論文集』学苑社，1992.
ジャーメイン本人の言葉から、人間生態学を学ぶ意味は大きい。必読書である。

ジェネリックポイント

ソーシャルワーカーの社会資源を利用した、「環境に対する働きかけ」が機能しない場合、どういった働きかけが必要でしょうか。

ソーシャルワーカーは、生活課題がある人の課題の解決・緩和に向けて支援を行う際、さまざまな福祉制度や社会資源を利用し、組み合わせながら支援を行います。その際、場合によっては複数の社会資源を利用しながら、環境に働きかけ、環境とのよりよい交互作用を行うよう働きかけることになります。しかし、その過程で、不足している福祉制度や社会資源に気づくことがあります。その際、積極的に社会資源創出に向けて働きかける役割を担うのもソーシャルワーカーにとって重要です。これを「ソーシャルアクション」といいます。ソーシャルアクションは、何か新しいものを創造するだけではなく、社会的に抑圧されているような状況がある場合、その状況の改善を目指し、活動することも含まれます。

コラム 「多文化共生社会」に向けた、多面的な「環境」への配慮と尊重

　現在、短期間の観光だけではなく、日本に中・長期的に滞在する外国人の方々が増えていて、繁華街や観光地ばかりではなく、住宅地でも多くみかけるようになった。2019（平成31）年4月からは、新しい在留資格として、「特定技能」を盛り込んだ改正入国管理法が施行され、働くことを目的に日本各地に定住するなど、「生活者」として日々の生活を送っている方々も多い。

　「環境」という視点で考えた場合、こうした外国人の方々は、その多くは母国での環境と大きく異なる状況で「生活」を営んでいる。言葉、宗教、生活習慣、住環境、食文化ばかりではなく、価値観の違い、コミュニケーションスタイルの違いなど、「環境」の違いは挙げたらきりがない。

　たとえば、仕事を例に「価値観の違い」に関して挙げると、「個人主義か、協調性を重んじるのか、会社への貢献か自らのスキルアップか」など、こうした価値観が、外国人と日本人では明らかに違うと感じる場面に出くわすことがある。また、人生における仕事そのものの優先順位が異なっていて、日本人からすると、なぜ仕事よりプライベートを優先するのかが理解できず、まるで手を抜いているようにさえ感じてしまう場合もある。「価値観の違い」は日本人であっても世代によって異なるし、個人による価値の違いもあるので一概にいえない状況にはあるが、それでも日本人の仕事に関する「価値」として、小さくはないと感じるのは著者だけだろうか。

　我々は「環境」の違いを考える場合、最初に言葉、生活習慣、食文化など、理解しやすい、目に見えるところを考えてしまう。しかし、「価値の違い」や「コミュニケーションスタイルの違い」といった長年の「環境」で培った「考え方」は、「宗教」などを含む全体としての個人を全人的に形作っている。

　「人と環境との交互作用」は、双方の関係が「適応」に向かうことが大事であるが、「環境」への「同化」を意味することではない。外国人の方々が「適応」するためには、各々が持つ多面的な環境要因を尊重することを、受け入れる側の我々が理解する必要がある。

　外国人の方々のもつ固有で多面的な「環境」への理解は欠かせないものである。

第2章 相談援助の原則

1

「相談援助」という言葉は、
従来は「ソーシャルワーク」「社会福祉援助」等と称され、
単に相談というイメージよりも
広い意味を持つ言葉で言い表されていた。
そこで、まず「相談援助」を広義に捉えた場合の意味合いと
狭義に捉えた場合の意味合いを整理する。

2

広義の「相談援助」は、
「ソーシャルワーク」という言葉に置きかえられる。
「ソーシャルワーク」とは、
差別、貧困、抑圧、排除、暴力、環境破壊等のない、
自由、平等、共生に基づく
社会の実現をめざそうという概念である。
また、世界中のすべての人々と社会の構造を対象に
諸科学の成果や人間の知を活用して働きかける
実践を意味する言葉でもある。

3

狭義の「相談援助」としては、
面接を通して行われる
「ケースワーク」や「カウンセリング」がイメージされる。
そこでは、
クライエントの課題の整理、目標の設定、
社会資源を活用しての課題解決、
クライエントの心理的支援等が行われるが、
それらを適切に実施するには援助関係が重要となる。

1. 広義の相談援助と狭義の相談援助

　相談援助という言葉をソーシャルワークと同義と捉えるならば、差別、貧困、抑圧、排除、暴力、環境破壊等のない、自由、平等、共生に基づく社会正義の実現をめざそうとするさまざまな営みがその範疇に含まれる。また、自国民のみならず世界中のすべての人々が対象となるとともに、さまざまな社会構造や自然環境問題をも対象に含めることになる。

　2014年の国際ソーシャルワーカー連盟（IFSW）の定義（「ソーシャルワーク専門職のグローバル定義」）では、社会に対しては、①社会変革、②社会開発、③社会的結束を、そして個人に対しては、①エンパワメント、②解放を促進する実践を意味するとされており、その実践を発動・継続する原理（根拠）は、①社会正義、②人権、③集団的責任、④多様性の尊重にあり、その対象は、①社会のさまざまな構造、②人間のさまざまな構造であると記されている。

　ソーシャルワークは、社会変革と社会開発、社会的結束、および人々のエンパワメントと解放を促進する、実践に基づいた専門職であり学問である。社会正義、人権、集団的責任、および多様性尊重の諸原理は、ソーシャルワークの中核をなす。ソーシャルワークの理論、社会科学、人文学、および地域・民族固有の知を基盤として、ソーシャルワークは、生活課題に取り組みウェルビーイングを高めるよう、人々やさまざまな構造に働きかける。この定義は、各国および世界の各地域で展開してもよい。

　世界各国・各地域で、また、さまざまな領域で多様な形態で行われているソーシャルワークを統一的な定義で簡単に言い表すことは難しいが、人々が直面している多様な生活課題の解決を図るとともに、そうした問題を生み出す社会構造や政治経済的背景、宗教的背景をも視野に入れ、状況を改善し、その過程でクライエントといわれる人々の意欲や能力を引き出し、自立に向けた援助を導くのがソーシャルワークである。その際、人間や社会に関する学際的な諸科学や援助にまつわる諸原理を活用しながら、個人（ミクロ）と環境（マクロ）の双方および両者の接点に働きかける専門職の営みを広義のソーシャルワークと捉えることができる。

　一方、わが国では「社会福祉士及び介護福祉士法」の2条で、社会福祉士が行う「相談援助」について、次のように規定している。

社会的結束
集団や社会への帰属意識や人々の社会的・精神的結びつきを構築すること。これによってめざされているのは、安定していて、かつ安全で公正な社会であり、無差別平等、寛容、連帯のある社会である。

エンパワメント
社会的、政治的、経済的等のさまざまな影響によって、個人、家族、集団、コミュニティ等が固有の力を失っている状態を改善し、本来待っている力を引き出したり、取り戻したりして、課題解決や自立に結びつけていくこと。

多様性の尊重
一人ひとりの違いを認め、尊重すること。人権感覚に基づいた個別性の尊重であり、社会的マイノリティの理解と受容を含んだ概念。

社会福祉士の名称を用いて、専門的知識及び技術をもつて、身体上若しくは精神上の障害があること又は環境上の理由により日常生活を営むのに支障がある者の福祉に関する相談に応じ、**助言、指導、福祉サービスを提供する者又は医師その他の保健医療サービスを提供する者その他の関係者（福祉サービス関係者等）との連絡及び調整その他援助を行うこと（「相談援助」）**を業とする者をいう。（太字は筆者）

ここでは、社会福祉士の行う「相談援助」として、さまざまな日常生活上の支障を抱える人々の福祉に関する相談に応じつつ、ニーズにふさわしい助言、指導とともに具体的なサービスの仲介を行うことや、医療関係者等との適切な連携によってクライエントの利益に貢献することが想定されている。社会福祉士がこうした実践を行うためには、当然、クライエントとの援助（信頼）関係（ラポール）の構築、アセスメントによるニーズの把握、社会資源の理解と活用が必要となる。この「社会福祉士及び介護福祉士法」での相談援助の捉え方は、どちらかといえば狭義である。

この他、辞書的な定義（広義）としては、以下のようなものがある。

> **ラポール**
> クライエントの緊張感や自己防衛を和らげ、クライエントが安心して援助者と向き合える信頼関係のこと。

今日のソーシャルワークは、個人のもつ生活問題や精神保健問題への支援、家族や小集団への介入と支援、地域住民の組織化や支援、さらに自治体の計画や国の政策の管理・運営などを実践の領域としている。これらの実践の共通基盤は、幅広い人間の問題に対処する多様な支援技術と価値にある。ソーシャルワーク実践の共通基盤として研究者および実践者の間で合意されているのは、**個人の能力および社会的存在としての向上に焦点を絞って専門的支援を行う**ということである[1]。（太字は筆者）

また、藤田孝典は、ソーシャルワーカーの仕事を紹介する著書の中で以下のような説明をしている。

ソーシャルワーカーは、社会で何かしらの生きにくさを抱えている人、生活課題がある人の話に耳を傾け、その課題の原因を分析し、緩和・解決するのを助ける福祉制度や専門職、機関や施設を紹介したり、それらを組み合わせて支援チームを提案したりする。また生活課題が生じたそもそもの原因の分析、つまり**その人自身から生じる課題と、その人を取り巻く環境から引き起こされる課題の両方の側面から検討**を加えていく。そんな仕事である[2]。（太字は筆者）

> **生活課題**
> 個人が望む生活や自立した生活を営むために当面解決すべき問題や困りごとのこと。一般にはニーズといわれるが、より実生活に引きつけた表現として用いられる場合が多い。

この中ではより簡潔に相手への対応のバリエーションと個人と環境という対象の二面性が紹介されている。いずれも、ソーシャルワーク、ソーシャルワーカーという言葉を用いながら、広義と狭義の2つの意味合いを含ませている。

周知の通り、相談援助を求めるクライエントの中には、情報提供だけで済む人もいる。短期的な援助で問題解決する人もいる。一方で、生涯にわたって援助を必要とする人もいる。今、食うに困っている人もいる。虐待の被害に遭っている人もいる。差別に苦しんでいる人もいる。正に相談に

乗って欲しい、話を聴いて欲しい人もいるし、そんなこと（相談）よりも物理的な援助（食べるもの、住むところ等）が欲しいという人もいる。

　このような援助対象の広範性やニーズの多様性を考えると、相談援助という言葉は、結果的にソーシャルワークという言葉のもつ多義性や包括性を捨象してしまう面もある。したがって、ソーシャルワークという営みの広さからみれば、相談援助という言葉は、かなり狭い範囲の実践概念を表現しているに過ぎない。

　ただし、仮に情報提供や物理的な支援のみを求めるクライエントであっても、潜在的に多面的なニーズを有していて、その対応の初期には相談という場面や段階があり、何らかの相談をきっかけに援助が始まると考えるべきだという捉え方もある。

　以上を踏まえて、ひとまず押さえておくべき点は、相談援助を狭義にとらえ過ぎないことである。ケースワークやカウンセリングで行われる面接だけが相談援助ではないし、ソーシャルワークではない。もちろん、適切な面接ができる、意識的に面接技法が活用できる能力は、紛れもなくソーシャルワーカーの能力の１つであるが、面接だけで援助が完結しないクライエントが多数存在する事実、そもそも相談に来ないクライエントがいる事実なども知った上で、少なくともクライエントの「生活課題が生じたそもそもの原因の分析、つまりその人自身から生じる課題と、その人を取り巻く環境から引き起こされる課題の両方の側面から検討を加えていく」[3]姿勢が不可欠であるという実践イメージを持つことが必要である。

2. 相談援助における価値と基本視点

　一般にソーシャルワークには、①人と環境とを調整する機能、②人の対処能力を強化する機能、③環境を修正・開発する機能があるとされている。これを図示すると以下のようになる。すなわち、この３つの機能と三者の相互関係を意識しつつ、相談援助にあたる必要がある（図2-1）。

　かつて、リッチモンドは、現になされているソーシャル・ケースワーク（当時）を総括する中で、クライエントの「個性の理解」と「環境の理解」を洞察と捉えるとともに、クライエントの「心に働きかける直接的活動」「心に働きかける間接的活動」を行為と捉え、それらがケースワーカーに必要な技能であると述べている。また、「ソーシャル・ケースワーク

ケースワーク
個人や家族が抱えている生活上の困難やニーズに対して、その充足を支援するために用いられる個別援助技法の１つ。定期的な面接を通してクライエントに働きかけることが多い。

カウンセリング
カウンセラーが、主に精神的・心理的な悩みを抱える人に対して行う心理的サポート。主に言葉を用い、面接を通してクライエントが困っている人間関係、家族関係、心の問題、職場適応などの問題を解決していく専門的技法。

面接技法
面接を円滑にすすめるために用いられる技法で、傾聴、質問、提案、感情の反射などの言語的反応、アイコンタクトやジェスチャーなどの非言語的反応等がある。

リッチモンド
Richmond, Mary Ellen
アメリカでの慈善組織協会（COS）での友愛訪問員活動を通して、ケースワークの体系化に寄与した実践家であり研究者。『社会診断』（1917）、『ソーシャル・ケースワークとは何か』（1922）を著し、ケースワークの母といわれる。

図2-1　ソーシャルワークの介入イメージ

ソーシャルワークのアプローチ（①に対処するために②、③に介入する）

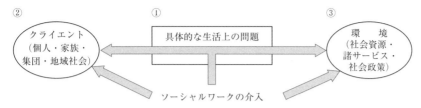

ソーシャルワークの介入

は人間と社会環境との間を個別に、意識的に調整することを通してパーソナリティを発達させる過程からなり立っている」[4]という仮説的な定義をしているが、それは前述の今日的な3つの機能と通底している。

　そもそもソーシャルワークを実践する上では、実践の上位概念として、実践者の最大公約数的な拠りどころとなるべく哲学や価値観、あるいは理念が必要である。それについてブトゥリムは、ソーシャルワークには人間の本質に内在する普遍的価値から引き出される「人間尊重」「人間の社会性」「変化の可能性」という3つの価値前提があると述べている[5]。

　すなわち、「人間尊重」とは、人間がもって生まれた価値そのものであり、その人の能力や業績等とは関係がないものだとされている。人間尊重は、他の価値を引き出す上での土台ともなる中心的な道徳的価値である。

　次いで「人間の社会性」とは、人間はそれぞれに独自性をもった生き物でありながら、同時に他者に依存する存在であるという意味である。いいかえれば、人間は社会的動物であり、他者とのかかわり抜きには生きていけない存在であるということである。

　そして「変化の可能性」とは、人間の変化、成長や向上の可能性を信じる立場に立つということである。いわゆる因果論や遺伝説等の決定論的人生観ではなく、人間を環境との相互作用やソーシャルワーカーの介入によって変化し得る存在として理解するのである。

　こうしたソーシャルワークの前提となる哲学や価値観は、相談援助という仕事が社会的承認を得ながら、制度的に成立するための基軸となるものであり、思想や認識と結びついて法や社会政策の根拠となるものでもある。

　そこでこうした哲学や価値観を踏まえ、実際に相談援助を行う際に必要となる今日的な視点をいくつか挙げる。

(1)　人権尊重

　日本国憲法11条では「国民は、すべての基本的人権の享有を妨げられない。この憲法が国民に保障する基本的人権は、侵すことのできない永久の権利として、現在及び将来の国民に与へられる」とされ、基本的人権の

ブトゥリム
Butrym, Zofia T.
イギリスのソーシャルワーク研究者。1976年に『ソーシャルワークとは何か』を著し、ソーシャルワークの基礎となる哲学が人間の本質に内在する普遍的価値から引き出されると述べた。

アドボケイト
主張する権利を奪われたり、主張することが上手にできない個人または集団の権利を保障・擁護するために行う援助的行為の総称で「代弁」「権利擁護」等と訳すことが多い。

成年後見制度
自己決定能力や判断能力が低下した認知症高齢者、知的障害者、精神障害者等の保護や財産の管理を行うための法律行為。本人の判断能力に応じて、後見、保佐、補助の3類型がある。

アウトリーチ
生活課題（ニーズ）を抱えながらも自らすすんで支援を求めなかったり、福祉サービスの利用に消極的または拒否的なクライエントに対して援助者や援助機関が積極的に働きかけること。

パターナリステック
パターナル（パターナリズム）の形容詞。パターナリズムとは、父権主義、温情主義等といわれ、愛情や親切心に基づきながら、援助者が権威的、指示的にクライエントにかかわることを意味する。これによって、クライエントとの関係が主従関係のようになってしまうことをパターナリステックなかかわりという。

大切さが述べられている。また、13条には「すべて国民は、個人として尊重される。生命、自由及び幸福追求に対する国民の権利については、公共の福祉に反しない限り、立法その他の国政の上で、最大の尊重を必要とする」とある。さらに25条には「すべて国民は、健康で文化的な最低限度の生活を営む権利を有する」とある。これら基本的人権、個人の尊重・幸福追求権、生存権は、社会福祉、社会保障の法源となるものであるが、相談援助はこれらを具現化する手段の1つであるとみる視点が必要である。

(2) 利用者本位

　利用者本位とは、単に利用者のいう通りに援助するという意味ではない。相談援助の中心は、常にクライエント本人であることを認識し、クライエント自身が自らのニーズを自覚した上で、自分の力で課題を解決し、自分が望む生活を実現するために主体的に行動できるように側面から援助するイメージであり視点である。そのため相談援助においては、あらゆる機会にクライエントがもっている権利や自由について伝え、理解を促すとともに、権利や自由の行使にはリスクを伴う場合があることをわかりやすく説明する必要がある。

(3) 権利擁護

　知的障害や認知症などで意思決定能力に著しい障害があったりする場合、そのクライエントは自らの権利を行使することが困難となる。また、重度の身体障害や難病、慢性疾患等によって、社会参加が困難になる場合もある。このようなクライエントは、しばしば社会的に孤立したり、福祉サービスにアクセスしにくい状態となったり、時に虐待の被害者になる場合もある。相談援助においては、福祉サービスの利用を援助したり、本人の利益のために代弁的機能（アドボケイト）を果たしたり、成年後見制度への橋渡しをするなどの視点も必要である。また、このようなクライエントは、自ら援助を求めてくることが少ないため、アウトリーチといわれる積極的な介入が求められる場合も多い。この時、パターナリステックな援助になることのないよう十分な注意が必要である。

(4) ソーシャル・インクルージョン

　ソーシャル・インクルージョンとは、社会的包摂と訳され、不平等や社会的格差、貧困の階層性（再生産）などによって社会から差別されたり排除されやすい社会的弱者といわれるような人々を、もう一度、地域社会の中で受け入れ、支え合い共生しようという考え方である。ホームレスや刑余者も含め、社会的に不利な立場に置かれてきた人々や疎外されてきた人々に対して、社会参加や役割遂行を促し、それによってクライエント個人の自立を促進するだけでなく、社会問題の解決や地域社会の振興や再生

等に役立てようとするものである。相談援助においては、ソーシャル・インクルージョンの理念を意識するのは当然であるが、時に援助者自身がこうした人々に対して偏見や差別意識をもつ場合もある。そのような場合は、援助者の内なるスティグマに向き合い、真摯に自己覚知を試みる姿勢が必要となる。

（5）ストレングス

援助にかかわる専門職には、クライエントの欠陥や欠点など弱い部分に焦点を当て、そこを治療したり補ったりする観点からかかわり、成果をあげている職種もいる。問題の原因と結果が直線的な因果関係で説明できるような場合、そうしたアプローチは有益である。一方で、弱い部分だけに着目するのではなく、クライエントの得意なことや今できていること、潜在能力等に目を向け、クライエントの動機づけを高めたり、クライエント自身の力を活かして課題解決に導くアプローチもある。相談援助においては、こうしたクライエント自身やクライエントを取り巻く環境上の強みや長所を手がかりに援助のあり方を考える視点が大切であり、ストレングス視点といわれる

（6）エンパワメント

クライエントがパワーレスな状態に置かれている場合、その要因はクライエント本人だけにあるのではなく、もっぱら周囲の価値観や環境に起因している場合もある。たとえば、周囲がはじめからクライエントをできない人とみなして過保護に接したり、潜在的な能力を見出すことを諦めたりしている場合がある。こうした状況に置かれたクライエントは、自己肯定感を喪失し他者に依存的になったり、意欲を失ったりする場合がある。相談援助においては、こうした状況を的確にアセスメントし、環境の改善を図るとともに、クライエントが自ら内なる能力を見出し、自分らしく生きていく意欲や主体性を回復する過程を支援する視点が必要となる。こうした考え方をエンパワメントという。この過程では、クライエントとの十分な対話を重ねること、パートナーシップを形成すること、クライエントとの合意の下で挑戦課題を設定することなどが必要となる。

この他、今日の相談援助においては、多職種連携やチームアプローチという視点、ホリステックな視点、生活モデルの視点、自立支援の視点等が求められている。

スティグマ
汚名の烙印を押されるといった意味があり、心身の障害や貧困による社会的な差別や当事者が感じる屈辱感、劣等感のことをいう。クライエントが抱くスティグマもあれば、援助者が抱くスティグマもある。

ストレングス
クライエント個人に限った概念ではなく、個人、家族、集団、コミュニティ等が本来持っている固有の潜在能力や強さに焦点を当て、それを活用することで課題解決や自立に結びつけていくという相談援助のキー概念である。

ホリステック
全体的、総合的なものの見方を意味する。一部分に着目するだけでなく、常に全体をみること。また、全体は単に部分の総和ではなく、部分間の相互作用でかたちづくられていると考える立場。

生活モデル
ある人の抱える問題は、その人と環境とのかかわりあい（交互作用）の結果であると考える立場。

3. 相談援助における援助関係と基本姿勢

ところで狭義の相談援助を、主に面接を中心に展開するケースワークと捉えると、1957年にアメリカのバイステックが提唱した7つの原則が、援助者が遵守すべき姿勢や態度等を示すものとして今日的にも参考になる。原著のタイトルは、"The Casework Relationship"、つまりケースワーク関係であり、相談援助における援助関係を土台または媒介にした援助者とクライエントの相互作用が、クライエントの成長や自立に大きな影響を与えることを示している。その内容を概観すると、次の通りである[6]。

(1) クライエントを個人としてとらえる（個別化）

この原則は、援助者がクライエントを一人ひとり違う人間として理解するという意味である。違う人間であるという認識を前提とすれば、その人の考え方や価値観、ライフスタイル、問題への対応方法なども当然に一人ひとり異なる。このことを援助者が理解していないと、いつの間にかステレオタイプの援助や経験則に頼って過去の事例と目の前の事例とを安易に同一視するような見方をしてしまうおそれがある。個別化の原則は、このことへの警鐘である。

ただし、これは熟練した援助者が持っている蓄積された臨床知や経験知を否定するものではない。そうした能力は正当に評価されるべきである。

(2) クライエントの感情表現を大切にする（意図的な感情の表出）

今日のケースワークでは、クライエントは自分自身と環境の間で調和が保たれないために援助を求めると考えられている（生活モデル）。このようなクライエントは、自信を喪失していたり、自己嫌悪に陥ったりしている場合がある。一方でクライエントには、自分自身の感情、不満や怒り、悲しみを表現したいというニーズもある。このような感情を一旦自由に、かつ率直に表現できる経験や機会がクライエントにとって大切であり、相談援助もそこから出発する。それを促すのがこの原則である。

ただし、ありとあらゆる感情をクライエントに表出させればよいというのではない。クライエントにとって否定的感情や辛く恥ずかしいような体験を話すことは、嫌な記憶をよみがえらせ、余計に混乱したり、気落ちさせたりするおそれもある。相談援助においてこのようなリスクを感じた場合は、深入りせずクライエントを精神的にサポートする方策を講じなけれ

ばならない。

（3）援助者は自分の感情を自覚して吟味する（統制された情緒的関与）

　この原則は、クライエントを何とかしてやりたい、よい方向に向けてやりたいという熱意や人間的な感情を援助者が自分自身でコントロールすることを意味する。「困っている人を何とかしてやりたい」という気持ちは、相談援助の基本となるものだが、この気持ちが高じて独り善がりになってしまい、援助者自身の関心や都合を優先させた援助になってしまう場合もある。

　一方でクライエントのモチベーションが低い時や援助の成果が上がらない時などに、援助者がクライエントの態度に不満を持ったり、怒りを感じたりすることもあるかもしれない。時にはクライエントの感情に振り回されることもあるかもしれない。このような事態が起こらないように落ち着いてクライエントと向き合おうというのがこの原則の意味である。

（4）受けとめる（受容）

　相談援助において重要なのはクライエントとの信頼関係（ラポール）の形成である。そのためには、援助者がクライエントの否定的な感情も肯定的な感情も受けとめる必要がある。援助者の側に包容力があり、面接時においても傾聴的な姿勢が示されれば、クライエントは安心して援助者に対して話ができるかもしれない。それゆえ、この原則は重要だとされている。

　しかし、これは「言うは易く、行うは難し」である。個々の援助者においても、一個人としての価値観があり知識・経験の違いや人間性の違いがある。当然、クライエントに対してもつ印象や感情もさまざまである。したがって、すべての援助者が一様にさまざまなクライエントをあるがままの状態で受けとめるのは困難であるが、専門職としての経験を積み、訓練を通して常に自分自身のキャパシティを広げられるように努める必要がある。

（5）クライエントを一方的に非難しない（非審判的態度）

　前述の通り、援助者もクライエントに対して否定的な感情をもつことがあり得る。反対にクライエントに対して心情的に同情してしまう場合もあり得る。援助者のそのような感情には、援助者の価値観や倫理観が影響している場合がある。仮に援助者が自らの関心や感情に基づいてクライエントを評価したり、審判したりするならばそれは私的な関係でかかわっているに過ぎないことになる。このような事態は避けなければならない。

　また、仮に社会的な意味で善悪の判断が可能であったり、論理的に評価を下すことが可能であったりしても、それでクライエントの抱える問題が解決するわけでもない。したがって、私的な関心や感情および一方的な指

標（価値判断、評価）によってクライエントを評価、判断する姿勢を自制することを求めたのがこの原則である。

（6）クライエントの自己決定を促して尊重する（利用者の自己決定）

　クライエントの人生や生活はクライエント自身のものだとの前提に立ち、自分のことは自分で決められるように援助するという意味である、しかし、援助者はクライエントに対して優越感をもち、自分の価値観や社会規範を優先したかかわりをしてしまう場合がある。そうだとすれば、自己決定を尊重するためには、援助者は援助者の守備範囲にクライエントを連れてくるのではなく、できるだけクライエントの考え、志向、都合などを理解した上で、クライエントの守備範囲（相手の土俵の中）でかかわる姿勢が必要である。このような大胆な発想の転換がなければ、自己決定など簡単に促されるものではない。

　なお、クライエントが危機状態にある時は、クライエントに代わって援助者が判断し危機を回避するなど必要な措置を講じなければならない場合もある。また、意思能力が不十分なクライエントに対しては、権利擁護の一環として成年後見制度を活用することが必要となる場合もある。

（7）秘密を保持して信頼関係を醸成する（守秘義務）

　改めていうまでもなく、この原則は、すべての援助者が遵守するべき原則である。相談援助という仕事は感情労働等と称され、ストレスが蓄積されやすい仕事であることから、ついついうまく展開しない援助について愚痴が出たり、クライエントに関する話題を職場以外の場で話してしまうことがある。そうした何気ない日常会話などから守秘義務が侵され、ひいてはクライエントと援助者、クライエントと援助機関の間に不信感が生まれることがあるため、高い倫理観をもって行動しなければならない。また、近年は、いわゆるメールやICTを活用した情報交換、情報共有がなされることが多くなっており、情報リテラシーの問題を含めた守秘義務の遵守が重要となっている。

　このように狭義の相談援助において援助関係を重視する立場やバイステックの7つの原則を意識する姿勢は、時代が変わっても重要なことであり、ある程度普遍性を持ったものとみることができる。

　ただし、「バイステックの原則」には、今日的にみるといくつかの点において留意すべき内容もある。例えば、①1950年代という時代背景もありキリスト教的道徳観やクライエント個人を対象にした伝統的ケースワーク理論に依拠しているため医学モデル的であり、今日で言うところのエコロジカルな視点はほとんど見当たらず、主にケースワーク関係のみに焦点を当てているという点、②クライエントを取り巻く社会・経済的状況、政

感情労働
肉体労働や頭脳労働に比べ、労働対象に対して日常的に自らの情動を活用またはコントロールしながらかかわる場面が多い労働のこと。福祉や看護等の他、接客をともなうサービス業がそうした特徴を持つ。

ICT
Information and communication technology
情報通信技術のことで、インターネットやパソコンなどを用いて効率的な情報処理やデータ通信を行うことを意味する。使い様によって、多職種連携を促進したり、記録の作成・管理を簡便にすることなどが期待されている。

情報リテラシー
Literacy
情報を取り扱う基本的な能力のこと。情報通信技術の発達によって、個人が得られる情報量が膨大になったため、そこから必要なものを選択し、必要に応じて活用したり、加工したりする能力や自ら情報を創出するための能力が必要となっている。

医学モデル
クライエントを患者イメージで捉え、援助者が主導的にかかわろうとするスタイル。クライエントを問題を抱えた人として見下しがちだとして、ソーシャルワークでは批判的に用いられることが多い。

治的状況への関心という視点は希薄であり、個人の変容や環境への適応に目標がおかれ、適応すべき社会が内包しているさまざまな矛盾には関心を寄せていないという点、③「この相互作用は、ケースワーカーとクライエントが互いに響きあうようにして進んでゆく生き生きとした活気に満ちたやりとり」[6]としながらも、援助者側がより効果的に相談援助を展開するための要件という意味合いが強く、クライエント側の要素があまり勘案されずパターナリステックな側面があるという点、④あくまでも特定の一人の人間、つまりクライエント個人を対象としていることから、支援対象または社会資源としての家族や家族関係には視野が及んでいない点などをその弱点や限界として認識しておくべき必要もある[7]。

　以上、本章では、相談援助を広義と狭義の両方から概観し、要約的に基本視点や基本姿勢を述べた。実践に臨む際には、あくまでもクライエントの状況を的確に把握し、これらを援用することが求められる。

注

(1) 秋元美世・大島巌・芝野松次郎・藤村正之・森本佳樹・山縣文治編『現代社会福祉辞典』有斐閣，2003，pp.300-301.

(2) 木下大生・藤田孝典『知りたい！　ソーシャルワーカーの仕事』岩波ブックレット，岩波書店，2016，p.3.

(3) 前掲書（2），p.3.

(4) リッチモンド，M. E. 著／小松源助訳『ソーシャル・ケース・ワークとは何か』中央法規出版，1991，pp.57-59.

(5) ブトゥリム，Z. T. 著／川田誉音訳『ソーシャルワークとは何か—その本質と機能』川島書店，1986，pp.59-64.

(6) バイステック，F. P. 著／尾崎新・福田俊子・原田和幸訳『ケースワークの原則—援助関係を形成する技法』新訳改訂版，誠信書房，2006，p.25.

(7) 7つの原則を含めたバイステックの言説に対する検討や批判は、小野哲郎『ケースワークの基本問題—社会科学的視点からの技術論・政策論の批判的検討』改訂増補版，川島書店，1999，pp.49-80，大谷京子『ソーシャルワーク関係—ソーシャルワーカーと精神障害当事者』相川書房，2012，pp.80-82，武田建・津田耕一『ソーシャルワークとは何か—バイステックの7原則と社会福祉援助技術』誠信書房，2016，pp.4-6等でなされている。

<u>理解を深めるための参考文献</u>

● 宇江佐真理『聞き屋与平―江戸夜咄草』集英社文庫，2009.

薬種屋の隠居である与平が、道楽まがいの「聞き屋」を始める。その背景には隠れた理由があるが、与平の聞く姿勢や客に対する向き合い方に、相談援助の原則、面接時の姿勢と通じるものを見出すことができる。読みやすい連作時代小説である。

● 武田建・津田耕一『ソーシャルワークとは何か―バイステックの7原則と社会福祉援助技術』誠信書房，2016.

相談援助に不可欠な援助関係形成の土台となるバイステックの7原則を解説した上で、ケースワークの展開過程に沿って事例も交えながら相談援助のポイントを述べている。初学者にもわかりやすい文章で書かれている。

● 八木亜紀子・菅野直樹・熊田貴史・松田聡一郎『事例で理解する相談援助のキーワード―現場実践への手引き』中央法規出版，2019.

インテーク、共感、傾聴、自己決定、直面化など相談援助の現場で必要となる30余りのキーワードを、最新の事例を用いながら解説している。相談援助の抽象概念を具体化しながら学習するには大いに役立つ。

● 植田寿之『マンガで学ぶ対人援助職の仕事―在宅介護と介護予防をめぐる人々の物語』創元社，2019.

在宅介護をめぐるオリジナルストーリーと相談援助にまつわる要点解説を組み合わせ、専門職が職場の仲間や地域住民とともに利用者を支え合い、自らも成長する姿が描かれている。

ジェネリックポイント

本書の科目名は、「相談援助の理論と方法Ⅰ」ですが、ソーシャルワークという言葉との関係は、どのように理解すれば良いのでしょうか？

ソーシャルワークという言葉は、いわば直輸入された言葉です。本文でも述べた通り、適当な訳語がなく、そのまま用いられたり、「社会福祉援助技術」などと訳されてきました。いわゆる援助論のテキストも、長い間「ソーシャルワーク論」「社会福祉援助技術論」等と称していました。「相談援助」という言葉は、30余年前に社会福祉士の資格制度ができた時に法的に用いられたものの業界では定着しませんでした。その後、10余年前に社会福祉士養成課程の大がかりなカリキュラム改訂があり、科目名がそれまでの「社会福祉援助技術論」から「相談援助の基盤と専門職」「相談援助の理論と方法」などに変わったことを契機に「相談援助」という言葉が一気に普及しました。しかしながら、ソーシャルワークの訳語として「相談援助」が適切か否かについては、引き続き議論があり、2021年に予定されているカリキュラム改訂では、再びソーシャルワークという言葉に戻す方向で検討がすすめられています。

コラム1　面接とプライバシー

　相談援助においては、クライエントのプライバシーにかかわることが多い。個人情報の管理やプライバシーの保護が重視される中、相手に聴いて良いことやいけないことの判断は、相対的であり難しい。それでも、相談援助に携わる人には、面接時の質問技法によって、クライエントの置かれている状況を聴き取り、状況を理解する力が必要である。聴く側が相手の答えや言動に対して、共感なり、驚きなり、何らかの反応を示しつつ、話の内容に関連した質問をつなぎクライエントの状況を把握するようにしなければ、面接でクライエントの抱える問題の核心に迫ることはできない。聴く側の受容的な反応と関連のある質問で、自然な会話の流れをつくり個人の事情に立ち入っていくのが面接技法の核心である。聴き出そうとする状況は、家族関係だったり、経済状況だったり、生活歴だったりと、極めてプライベートにわたる事柄が中心になるため、当然、クライエントには回答を拒否することが許されている。拒否されたら質問を変え、別の切り口からクライエントの事情や困りごとの内容に近づくのも援助者の力量である。クライエントには、他人に立ち入られる不安もあれば、話すことによって他人に事情を理解してもらう喜びもある。クライエントが質問に応えながら、自分の内部で雑然または混沌としていた状況が次第に整理されていくプロセスを体験し、援助者とともに課題に立ち向かおうと思えるようになるところに面接の大きな意義がある。配慮や遠慮のあまり、何も聴けない、語れない関係になっては、相談援助は成立しないのである。

コラム2　現場で求められる「技術」再考

　先日、久しぶりに筆者の勤務校に訪ねてきた医療ソーシャルワーカーである卒業生が「ここ数年はスキルを磨くことを優先し、相手を思いやるという基本的なことがおろそかになってしまっていたかもしれません」と話してくれた。話を聴くと、彼女が、クライエントを思いやることよりも優先したスキルの中身は、どうやら「面接を効率的に展開するための対話術」「医療職と対等にわたり合えるだけの専門知識の習得」そして「残業をしなくて済むための事務処理能力」ということのようであった。確かにさまざまなスキルを修得することは、仕事の質を高めるために有益であり、現場ではケースを手際よくさばくための要領の良さや、目の前の業務を効率良く回すためのスキルとしての事務処理能力も必要である。しかしながら、利用者と真摯に向き合うという相談援助の基本を棚上げして、職場や組織で即応的に求められるスキル、つまり狭義の技術の修得に専心してしまうと、その技術は相談援助の本質とは相容れないものに変質してしまう場合がある。

　専門職が技術に関心を持った時には、それは何のために、誰のために必要な技術なのかという意識を持たないと、いとも簡単に「技術主義」に陥るおそれがあり、また「技術主義」に陥った時には往々にして利用者に対する関心を見失っている場合が多いという事実を知っておく必要がある。ただ、彼女が遅ればせながら「おろそかになってしまっていたかもしれない」という点に自ら気づいたのは、内在的に気づく力を持っていたからかもしれないし、気づく機会が外から与えられたからかもしれない。内省と自己覚知を繰り返しながら、ソーシャルワーカーとして成長してくれることを願った次第である。

第3章 相談援助の対象

1

相談援助における対象者として、
「貧困者・低所得者」「児童」「高齢者」「障害者」の領域
について臨床的な視点から考え、
専門家としての臨床的な態度について言及し、
相談援助の対象者は何かということについて
理解を深めていく。

2

対象となる理論およびアプローチについて
ジェネラリスト・ソーシャルワークの視点から探っていく。

3

相談援助活動を行う専門職について明らかにし、
社会福祉従事者の専門性についても探っていく。

4

現代社会における福祉ニーズについて言及し、
今日の多様化する社会福祉サービスの在り方や
利用者の自己決定について言及する。

1. 相談援助の対象者とは何か

A. 相談援助における対象者

　相談援助の実践領域として対象別相談援助の領域がある。その対象として「貧困者・低所得者」「児童」「高齢者」「障害者」の領域に分かれる。それぞれの領域で対象者をみてみることにする。

［1］貧困者・低所得者福祉

　高度な社会システムと豊かな「モノ」に囲まれた現代社会の日常において「もはや貧困はなくなり、過去の遺物である」という錯覚に陥りやすいのであるが、果たしてそうであろうか。社会経済の変動や疾病、老齢、失業、事故、災害などが引き金となり、それまでの安定した生活が不安定となり、家族崩壊にまで発展することは少なくない。核家族化が進行して久しいが、核家族はメンバーの結束が非常に強いかのようにみえるという反面、併せて非常に脆い性質を持っているのである。特に近年、長引く不況の中において誰もがその危険性をはらんでいるといえよう。

　日本国憲法 25 条には「すべての国民は、健康で文化的な最低限度の生活を営む権利を有する」と規定されており、その理念に基づいて「生活保護法」（新）が 1951（昭和 26）年に制定され、今日に至っている。「健康で文化的な最低生活」が維持できない場合、生存権という具体的な権利を実現するために「生活保護」があり、われわれの生活が守られることになるのである。すなわち、わが国における公的扶助の根幹をなしているのである。

　しかしながら、生活保護に対するスティグマは今もなお根強いものがあり、また生活保護の内容についても人々にあまり知られていないという実態がある。福祉事務所において、生活保護の業務に携わる社会福祉主事（ケースワーカー）は、相談援助の技術的視点の形成が必要不可欠であるが、実際には 2 ～ 3 年という短いサイクルで移動し、社会福祉職として専門的に業務に従事しているという例は決して多くはない現状がある。また、現場において「保護の適正」ということに重点が置かれ、被保護者の生活を保障して支援することから、要保護性に対しての資格審査へと移行し、申請を受理しないという引き締め策が問題となっていることは否めない。

核家族

日本国憲法 25 条

スティグマ

社会福祉主事

情熱と熱意に燃えたワーカーが厳しい現場状況の中で孤立化し、バーンアウト（燃え尽き）てしまい、現場を去っていくことも決して例外ではない。基本的人権を尊重し、個々人の生活を保障するための活動を展開していくため、単なる経済的給付だけではなく、困難に直面している人々の生活に焦点をあてた保健・医療・福祉・住宅・雇用対策など柔軟かつ広範囲な共働関係の構築と対応が求められているといえよう。

［2］児童福祉

　児童福祉法制定から半世紀以上が経過し、児童を取り巻く状況も大きく様変わりしている。高度経済成長時代から大都市への人口移入が進み、団地ブームの到来による核家族化への急進、絶対的貧困から相対的貧困へと注目が移り、心の貧しさが指摘され、加えて受験戦争の激化などから、かつて予想もできなかった児童における諸問題が指摘されるようになった。近隣における住民相互のコミュニケーションが少なくなっている現代社会において、育児伝承の機会が少なくなり、また、それに対極するかのように育児情報が肥大化し孤立化や育児ノイローゼなどといった問題が顕在化している。このような状況において、児童虐待に陥ってしまうケースや児童の成長過程に大きな影響を及ぼしてしまう事態が深刻になってきている。児童の権利を保障するということは、対等に「個」として扱い「放任」することではなく、児童が自立できるように側面的に支援することである。児童は現代の子であり、そして社会の子である。児童はすでに自我を形成した大人とは違い、この現代社会をストレートに受け止め、自分を形成していくのである。やがて児童は成長し、わが国を支え、そして現代社会を支えていく。この現代社会が抱える社会病理現象の連鎖を断ち切り、児童が健全で健やかに成長することのできることに対する大人や社会の役割は重大であるといわなければならないだろう。

（児童福祉法）

［3］高齢者福祉

　周知のようにわが国は世界に類を見ない速さで高齢化が進行しており、2013（平成25）年の高齢化率は25％台に達し、4人に1人の割合で65歳以上の高齢者が占めている。そして2018（平成30）年の高齢化率は28.1％となっている。65歳以上の高齢者人口は、2020（令和2）年にはピークに達するといわれており、事態は深刻である。この高齢化のスピードは世界のどの国も経験したことのない早さで進行しており、在宅福祉、施設福祉などの事業の実現を図るべく施策を強力に推進させており、1997（平成9）年12月には「介護保険法」が可決成立し、2000（平成12）年4月よ

（高齢化率）

（介護保険法）

り介護保険制度が実施されたことは周知の事実である。介護保険制度が始まり、高齢者福祉は本当の意味で大きな転換期を迎えたということになる。すなわち、措置（行政処分）から契約にかわり、利用者は施設を選べるという時代になったのである。しかしながら本当に選べるかというと、残念ながら現在においてはいまだ選べない状況にあるというのが妥当だろう。すなわち、施設数が依然足らなく、入居待ち高齢者が多数いる状態が今もなお続いているのである。「施設福祉から在宅福祉」へといわれるが、それは施設を解体することではない。「施設を地域の拠点としつつ、在宅福祉を推進していく」ことである。

高齢者福祉施設が利用者本人の自立した生活を支援するために、地域に根ざし、開かれた施設になることが求められている。いうまでもなく施設は利用者・入居者の生活全般のサービスをしているところである。すなわち、そこでは本人の自己決定と人権が尊重され個々人のニーズに応じたプログラムが展開されていなければならない。施設が生活の場である以上、またそこが治療の場であっても、そこを利用している本人が主役であるのは紛れもない事実なのである。

［4］障害者福祉

1970年代から「たとえ障害をもっていようともいなくとも住み慣れたその地域で、一般社会から隔離されることなく、すべて人間として普通の生活を送るため、共に暮らし、生きていく社会こそ正常（ノーマル）である」というノーマライゼーションの考え方は、徐々にその理念が拡がった。国連における1975年の障害者の権利宣言では「障害者は人間としての尊厳が尊重され、同年代の市民と同等の基本的権利を有している」と明記されている。1981年（昭和56年）の国連における「国際障害者年」を皮切りにノーマライゼーションの理念が急速に提唱されるようになり、現在、このノーマライゼーションの理念はすべての社会福祉分野において主流となっているといっても過言ではないだろう。

従来の施設福祉中心であった社会福祉政策も次第に、障害のあるなしにかかわらず「地域でともに生きる」というコミュニティ・ケアが展開されるようになってきている。

障害に対する誤った認識と情報を是正していくことにより、はじめて「完全参加と平等」やノーマライゼーションの理念が理解できるといえるのである。そして「福祉コミュニティ」の推進により障害を克服するのではなく障害を抱きながらの生活が可能となるのである。

ノーマライゼーション
normalization
高齢や障害があっても地域において普通の生活を営み、差別されず、それがあたりまえであるという社会をつくる基本理念である。今日においてはすべての社会福祉の理念における源流になっている。1950年代にデンマークにおいて障害児を持つ親の会から草の根運動的に拡がり、その後スウェーデンのニルジェや北米のヴォルフェンスベルガーらによって広められた。わが国は1981年の国際障害者年を皮切りに、ノーマライゼーションが展開されてきている。

障害者の権利宣言

B. 分野別相談援助活動について

　相談援助活動は、社会福祉機関や組織において行われる実践活動である。相談援助活動における特定の専門領域においてはソーシャルワーカーの高度な専門性が要求され、またその分野独自の特別な知識および技術が必要となる。専門分野の分類はこれまでさまざまな取組みが行われており、統一されていない現状であるが、一般的に「第一次分野」、「第二次分野」、に大きく二分される。第一次分野は前述の通り、対象別援助技術の領域に分けられる。すなわち、その対象として「貧困者・低所得者福祉」、「児童福祉」、「高齢者福祉」、「障害者福祉」の領域に分けられる。第一次分野の相談援助活動の展開される場所としては、援助組織として、たとえば社会福祉協議会、福祉事務所、児童相談所、婦人相談所、各社会福祉施設などがこれにあたる。第一次分野の援助組織は相談援助活動や社会福祉サービスの提供が第一義的な目的で設置されるものである。

　第二次分野は、相談援助活動が主たる目的ではなく、他の職種によるサービス提供が第一義的に実施され、社会福祉サービスは副次的に提供されるものである。第二次分野における援助活動として「家族福祉」、「医療福祉」、「司法福祉・更生保護」、「地域福祉」、「学校福祉」、「産業福祉」に分けられる。第二次分野の相談援助活動の展開される場所しては、援助組織として、たとえば病院や保健所における医療相談室、また学校の相談室、司法福祉分野の保護観察所などがこれにあたる。

C. 対象者から利用者へ

　わが国は、戦後、日本国憲法25条の生存権を基盤として、そして社会福祉六法を中心として、現在までにさまざまな社会福祉サービスが整備されてきた。社会福祉サービスとは、すべての国民がいかなる原因によって家庭生活や社会生活に不安または支障をきたそうとも、常に健康で文化的な最低限度の生活を営むことができるよう、国および地方自治体が必要な制度・事業を策定し適切・効果的な援護を提供して問題の解決を図ることをいう。具体的には、疾病、失業、老化、心身障害、家族問題などの理由によって、個人または家族が福祉的援助を必要としたとき、国及び地方自治体が適切な保護・育成・治療・指導・介護・給付などを提供することによって、問題の解消、軽減を図り、健全な日常生活が営めるようにすることであるとしている。このようなことから社会福祉の「援助対象者」としてイメージできるのは、生活困窮者、認知症高齢者や寝たきり高齢者、身

社会福祉六法
生活保護法、児童福祉法、身体障害者福祉法、知的障害者福祉法、老人福祉法、母子並びに父子及び寡婦福祉法の6法。

体障害者、知的障害者、精神障害者、被虐待児、ひとり親家庭、社会福祉施設を利用している人々などであろう。たしかにこのような人々が「対象者」であることは間違いなく、わが国の社会福祉はこのような人々の援助を行うことを目的として発展してきたといっても過言ではない。しかしながら、わが国の社会状況は、周知のように、時代とともに変化しており、1970年代には国民の生活水準も高くなり、それに加えて、高齢社会への到来、家族形態の変化、女性の高学歴化及び社会進出、そして少子化傾向など、国民のかかえる問題は複雑化、多様化するようになり、経済的なニーズだけではなく、生活の質の向上を求める傾向が強くなってきた。また、社会保障についても、従来の最低生活の保障だけではなく、従前の生活を維持できるような社会保障を求める傾向も強くなってきたのである。このようなことから、今日の社会福祉援助の「対象」は、福祉的援助の対象になりやすい人々だけを指すのではなく、一般市民の日常生活を支える重要な仕組みの一部となっているのであり、これに応じて「対象」の意味も変化している。今日における福祉サービスの多様化の中で、さまざまな福祉サービスの潜在的利用者、また実際に福祉サービスを主体的に利用している人をまとめて、福祉サービスの利用者ととらえることが一般的になってきている。社会福祉は特別な人々のためだけに存在するものではなく、全ての人を対象とし、生活の視点から生活を営む人々に焦点をあててとらえられるようになってきているのである。

　すなわち、従来の何かしらの福祉ニーズを抱える人々を対象者としてとらえるのではなく、ノーマライゼーション思想の普及などとあいまって、クライエントという呼称が示す通り、ユーザーや利用者として把握する傾向が強くなってきている。

　今日の多様化する社会福祉サービスにおいては、利用者の主体性の尊重や自己決定などが重要視されており、相談援助活動にかかわる援助者は、人間尊重という視点を基盤に、個人や家族などの「人間らしく」あるいは「人間として」生きる権利を擁護し、そしてさらに、利用者の意思や願いを代弁する役割をもっているということを忘れてはならない。また、援助者は社会福祉の理念として定着してきたノーマライゼーションや利用者の生活の質の向上といった考え方を理解し、すべての人々が、人間として尊重され、共生できる社会の実現にむけて、その専門性を発揮することが重要である。すなわち、利用者の人権を擁護することに他ならない。社会福祉援助活動にかかわる援助者は、臨床的な態度で利用者と常に向き合わなければならないのである。

　近年、ソーシャルワークにおける専門的援助の視点は「生活モデル」が

生活の質
QOL（Quality of Life）

その主流となっている。「生活モデル」とは、「ここで・いま」(here and now) の認識が基本であり、利用者は「生活の主体者」であると捉えるものである。利用者と援助者の関係は、決して一方的・指導的・教示的ではなく、共に学び、共に支え合うといった共同作業的な関係にある。

しかしながら、援助を行うにあたり、時として「パターナリズム的支援」に捕われることがしばしばあることも否定できない。それゆえ、利用者を福祉サービスが必要な「マイノリティ」という視点で捉えるのではなく、利用者が営む生活の全体像を見つめ、「今を生きる生活の主体者」として捉え、「心と身体」「人と人」「人と環境」がつながり合った存在として全人的に理解していくことが必要である。ここに「エンパワメント」の重要性が存在するのである。

パターナリズム

エンパワメント
empowerment
ソーシャルワーク実践において、心理的・社会的に不利な状況におかれたクライエントがその問題状況に対して自ら改善するためのパワーを高め、行動していくための援助を行うこと。

あくまでも主役は利用者であり、利用者自身が「地域でどんな生活をしていきたいのか」「それに必要なことは何か」ということ最も理解している当事者なのである。援助者は利用者と face to face で向き合い、地域において、より質の高い生活を実現できるように共に検討していくのである。換言すれば、援助者によるサービス提供は、利用者が自分らしく生活することを側面的に支援するものであり、その目的は「自立支援」なのである。そのためには利用者の「自己決定」を尊重せねばならないのはいうまでもない。

2. 対象となる理論及びアプローチ

A. ジェネラリスト・ソーシャルワーク

社会福祉専門職は、ソーシャルワーカーと呼ばれ、そのような生活問題の解決の促進を図る専門職である。国際ソーシャルワーカー連盟(IFSW)はソーシャルワークを「ソーシャルワーク専門職は、人間の福利（ウエルビーイング）の増進を目指して、社会の変革を進め、人間関係における問題解決を図り、人々のエンパワメントと開放を促していく。ソーシャルワークは、人間の行動と社会システムに関する理論を利用して、人々がその環境と相互に影響し合う接点に介入する。人権と社会正義の原理は、ソーシャルワークが拠り所とする基盤である」と定義している。すなわち、ソーシャルワーカーは社会福祉専門職として専門的な知識と技術、そして

国際ソーシャルワーカー連盟
IFSW: International Federation of Social Workers

それを支える価値を必要とする者であるといえる。

　ソーシャルワークの対象は、社会生活を送るうえでの困難な状況にある人であるが、その生活主体者であり問題を抱える当事者を、ソーシャルワーカーがどのように位置づけ、援助を行っていくかもまた重要となる。

　近年では、統合されたジェネリックなソーシャルワークが強調されている。ジェネラリストの立場によれば、ソーシャルワークの援助の対象者においても、高齢者、障害者、児童、女性など、いわゆる社会福祉を規定する法律などに基づいて対象を区分し、専門分化した援助を行うのではなく、地域で生活する人々の個別のニーズとともに地域全体のニーズをとらえ、それに対応した援助の展開が不可欠となっている[(1)]。

　佐藤豊道はジェネラリスト・ソーシャルワークを「ジェネラリスト・ソーシャルワークは、社会福祉サービスを提供する過程で共通基盤としての基本的枠組み（4つの総体〔価値・知識・技能・能力〕と10のP〔人間、問題、人間：環境：時間：空間、専門職ワーカー、場所、専門職団体、エコ・システム視座、ソーシャルワークの目的、実践理論・実践モデル・実践アプローチ、ソーシャルワーク過程〕）を中心として、専門職者としてのジェネラリストが、社会生活を送るうえで何らかの生活課題（life task）に直面している人（福祉サービス利用者＝クライエント）と共に、「人間：環境：時間：空間の交互作用」を促進することにより、利用者の社会生活機能を支援する過程の総体をいう」[(2)]と定義している。ジェネラリスト・ソーシャルワークの基本的枠組みとしての4つの総体とは、ソーシャルワーカーが体得していることを期待されているものである。

(1) 価値の総体

①人間であること自体の固有の価値

　人間の現象形態に価値をみるのではなく、その根底にある人間の本質に根源的価値をおく。

②個人にたいする価値と個人の自己決定にたいする価値

　個人は常に個別性をもった個人である。個別性の尊重、すなわちプライバシーの尊重、選択制の意志の尊重、相手の自己決定の尊重をする。しかしながら重度の認知症高齢者など自己決定ができにくい場合はどれだけ個別性を尊重した適切な介入や人権擁護が行われたのかが問われる。

③民主主義、人道主義に対する価値

　民主主義は個人の最大限の可能性を引き出すシステム

　人道主義を貫くことに価値を見出していく。

④自己実現と生活の質に対する価値

　利用者の自己実現化過程に価値を置く。そしてそれが達成されやすいよ

うに援助する。

利用者の生活の質を高める。

また利用者一人ひとりの潜在的可能性ないし発達可能性の確信というこ
とである。

⑤全米ソーシャルワーカー協会の方針宣言：価値観

1981年全米ソーシャルワーカー協会

- 社会の中での個人の基本的な重要性に対する約束
- クライエントとの関係の守秘性を尊重
- 社会的に認識されたニーズを満たすことになる社会変化への参画
- 専門職関係から離れて個人としての感情やニーズを維持する意欲
- 知識や技能を他者に伝える意欲
- 個人差および集団の差異に対する認識と尊重
- クライエントの自助能力を伸ばすことへの参画
- 抑鬱状態であってもクライエントのために努力を続ける意欲
- 社会正義と社会全体の人の経済的、身体的、精神的福祉への決意
- 高水準の個人的かつ専門職の行為を実践しようとする誓約

(2) 知識の総体

①全米ソーシャルワーカー協会特別小委員会：知識（1958）

②全米ソーシャルワーカー協会特別小委員会：知識（1981）

NASW「方針宣言：知識」によると、人間とその行動（心理学など関連分野）、コミュニケーション、歴史、社会福祉援助技術、社会福祉制度、現代社会（経済と政策等）等々に関する知識が必要とされている。ソーシャルワーカーはその専門職の活動の基本となる人間と社会環境の交互作用を理解する基礎的な知識を有していなければならない。多くの場合，ソーシャルワーカーは面接というコミュニケーション手段を用いて，クライエントの援助にあたるので，クライエントとの人間関係形成に必要な知識やスキルを習得しておくことも不可欠である。

NASW
National Association of
Social Workers
米国におけるソーシャル
ワーカーの専門機関。

(3) 技能の総体

①技術・技法・技能

技術：専門職者が利用者に対して行う目的的働きかけを合理的に遂行す
るために用いる方法の総体

技法：方法の一部として用いられる手段

技能：技法を熟練して用いる能力　→　知識の効果的活用能力

②全米ソーシャルワーカー協会の方針宣言：技能（1981）

傾聴と理解、問題の構造化、専門的援助関係、信頼関係、専門職としての役割と機能等々の技能が必要とされている。

(4) 能力の総体

全米ソーシャルワーカー協会の方針宣言：能力（1981）

専門職として、聴く、話す、解釈と理解、教える、感情の安定、責任と役割、全体的視野での把握、問題解決等々の能力が必要とされている。

B.10のＰとは

(1) 人間（person）

福祉サービスの利用者のこと。

(2) 問題（problem）

利用者が社会関係を取り結ぶうえで障害となっている、あるいは障害となる恐れのある問題のこと。

(3) 人間：環境：時間：空間（person: environment: time: space）

人間：環境：時間：空間は密接不可分で一体のものとして把握されなければならない。

(4) 専門職ワーカー（professional worker）

専門職ワーカーは価値・知識・技能・能力の４つの総体を体得していることが期待されている。

５つの役割

・直接サービス提供者の役割

・システムをつなぎ合わせる役割

・システムを維持し、強化する役割

・調査者・調査消費者としての役割

・システム開発者の役割

(5) 場所（place）

広義：人間の福祉に貢献する公・私立の機関や施設（学校、病院、家庭裁判所など）

狭義：専門職者（ソーシャルワーカー）の所属している社会福祉機関や施設（福祉事務所、児童相談所、福祉施設など）

(6) 専門職団体（professional association）

ワーカーは専門性の維持やより高い専門性を求めて、専門職団体に加入することが期待される。これを通して４つの総体の質を高める。

①専門職の倫理綱領

日本ソーシャルワーカー協会倫理綱領（1984）など

②専門職倫理としての契約概念（３つのモデル）

工学モデル：ワーカーはクライエントのニーズによって技術を駆使し、応

用科学者の役割を取ることが期待され、事実のみを取扱い、価値の問題にはかかわらないことが求められる

牧師モデル：ワーカーはクライエントの保護者の役割を取ることが求められ、介入方法などの決定権はワーカーの手中に委ねられる。

契約モデル：意思決定の責任はワーカーとクライエントの双方にある。重要な決定にあたってはいつでもクライエントが自分の意志を貫徹することができる。しかしクライエントの意志がワーカーの意志とあまりにも異なり、また専門職としての価値・倫理に抵触すると思われる場合はワーカーは契約を打ち切る権利を保留する。

　典型モデルは「契約モデル」であるが、工学‐牧師‐契約の３つのモデルの境界は連続線上にあり複雑に入り組んでいるものと見るほうが実践的であり現実的である。

（7）エコ・システム的視座（perspective of eco-systems）

　エコ・システムの重要な変数‐人間：環境はもちろん時間と空間も重視される。生態学的・システム思考による視座ももって、全体的把握を行い、ミクロシステム、メゾシステム、マクロシステムの３層のシステム、あるいは、ミクロ、メゾ、マクロシステムとその関連を見据えて働きかけをしなければならない。

（8）ソーシャルワークの目的（purpose of social work）

　利用者が直面している差し迫った問題を解決に導くこと、および可能な限り利用者の主体性、アイデンティティの育成を図り、主体性の発達を支援するという目的とともに、利用者の対処能力の増大、社会生活機能の強化、生活の質の改善などがある。

　人間：環境：時間：空間の交互作用を適切にして社会生活機能を促進することにつながる。

（9）実践理論（practice theory）、実践モデル（practice model）、実践アプローチ（practice model）

　ソーシャルワークの目的を達成するために「４つの総体」と「10のＰ」を踏まえて、ワーカーの行動を導き、方針の枠組みを提供する。

（10）ソーシャルワーク過程（process of social work）

　ジェネラリスト・ソーシャルワークの実践を行う上で、価値・知識・技能・能力の総体を併せ持つ、基本的枠組みを体得したワーカーと、支援の必要のある利用者との介入過程である。

　今日ではケアマネジメントの技法を取り入れた介入過程から学ぶことが多く、ストレングス視点やエンパワーメントアプローチ、コンピテンス・アプローチも重視する。

つまり、ソーシャルワーカーにとっては、利用者の生活の改善・回復のために、ソーシャルワーカーと利用者が現実の生活を全体的に捉える努力を行い、利用者自らが社会福祉サービスなどを利用し、自身の生活を改善・回復していく自助を促進していくことが重要である[3]。

従前の行政を主体とした公的部門のサービスから、新たな自助・共助・公助のバランスの構築が必要となってきた。すなわち、自助を基本としつつ、共助と公助でサポートするという利用者本位のサービスのあり方が求められているのである。今日の多様化する社会福祉サービスにおいては、利用者の主体性の尊重や自己決定などが重要視されており、地域で自立した生活を実現するために、福祉サービスを供給する主体を、①公的部門（Public Sector）、②民間営利部門（Private Sector）、③民間非営利部門（Voluntary Sector）、④非公的・非公式部門（Informal Sector）の4つの部門（セクター）に分類し、この4つの部門（セクター）により、多元的に福祉サービスが供給される福祉多元化が地域社会において重要になっている。

さらに、利用者自身が自らの営んできた生活への回復・改善を行うための支援として、生活をいかに捉えていくかを支援すること、ミクロな実践から得た努力や成果を地域などのメゾ・ミクロ・マクロの領域にフィードバックしていく循環過程もまた大事な視点となる[4]であろう。

3. ニーズからみた対象

A. 福祉ニーズとは

ニーズ（needs）とは、必要もしくは要援護性と訳されるものであるが、文脈によっては、ニード（need）と単数形が用いられることもある。ニーズ（ニード）の定義については、さまざまな見解があるが、三浦文夫は「何らかの基準に基づいて把握された状態が、社会的に改善・解決を必要とすると社会的に認められた場合に、その状態をニード（要援護状態）とすることができる」と定義しており、最も代表的な定義である。

利用者のニーズと、その充足のための社会資源の活用が、ソーシャルワークの重要な課題の1つである。すなわち、個別の利用者のニーズが、環

自助
自分自身の努力で、自助を基本としながら共助・公助を組み合わせて福祉が実践される。

共助
地域社会で組織化して支援すること。

公助
国・都道府県・市町村などの公的機関が支援すること。

ニーズ

三浦文夫
1928〜2015
1928（昭和3）年東京都生まれ。東京大学文学部社会学科卒業。日本社会事業大学名誉教授、日本社会福祉学会名誉会員。戦後、社会福祉の政策ニードが救貧制度から防貧制度に転換し、さらに貨幣的ニードから非貨幣的ニードへと変容したと論じた。
また社会福祉経営論を唱え、新しい視点からの社会福祉理論を構築した。岡本栄一の地域福祉理論の類型化では、「在宅福祉志向軸」に分類されており、牧里毎治の分類では、「機能的アプローチ」の「資源論的アプローチ」に位置づけられている。主な著書として「社会福祉政策研究」などがある。

境とのかかわりの中で、充足されていないため、ニーズ充足のために、支援を要するのである。

　また、ニーズは、貨幣的ニーズと非貨幣的ニーズ、顕在的ニーズと潜在的ニーズ等、その性質を多面的に捉えることができ、さらに、ニーズを個別的にとらえるならば，個人的欲求となり，その充足を図るためには個別的援助が必要となる。そしてその一方で、ニーズを集合的にとらえるならば，社会的問題となり，その充足を図るためには政策的対応が必要となるのである。

B. ニーズと自己決定

　「自己決定」は、利用者の処遇、援助、支援としての原則であると同時に、人間としての本質的な尊厳を尊重し、援助する側の理論的、実践的、倫理的な基盤かつ原理であるといえよう。このようなことから前述のように、福祉サービスの対象者を「利用者」「ユーザー」と捉え、その立場と権利を保障するようになってきているのである。

　さて、私たちは利用者の生活から「強さ」と「個性」を見出し、それを伸ばしていく、そして生活の中で「役割」を見出していくことが大切であり、自己決定による「自己実現」の意味を改めて考えていかなければならない。一言で「自己決定」といっても単純なものではない。利用者は、あらゆるサービスを自ら選択する権利を有するのであり、その選択肢の中には、援助者との関係のあり方も含まれるのである。さらに利用者は、自分がどのようにサービスを受けるかについても選ぶ権利を持つ。そして、この「自己決定権」はいかなる状況においても守られなければならない。そのため援助者は、利用者が消費者としてサービスを選択・決定できるよう、サービスに関する十分な情報を開示し、適切な説明をしていかなければならない。生活に問題を抱える人々が自分らしくなっていくことは、他者に受け入れられながら、自分としてこれからどのように生きていくのかを決定していくことである。援助者には、利用者個人の人生の重みと、その人らしさをきめ細かく受け止めていくことが求められる。

　近年、精神保健福祉分野において「心理社会的リハビリテーション」が注目を集めている。この「心理社会的リハビリテーション」は、精神障害者を単に精神疾患をもつ患者として捉えるのではなく、社会生活上の困難、不自由、不利益を有し、さまざまな社会的援助を必要とする障害者であるという視点に立ち、地域での生活を中心とした最適な自立レベルを目指すものである。また、精神障害者本人を主体的な存在とし、「利用者」とし

貨幣的ニーズと非貨幣的ニーズ

顕在的ニーズ
manifest needs
ニーズをもつ本人あるいは彼らに関連ある人々が，その状態の解決の必要性を自覚している場合のニーズ。

潜在的ニーズ
potential needs
ニーズをもつ本人あるいは彼らに関連ある人々が，あるニーズの存在をまだ自覚あるいは感得（会得）していない場合のニーズのこと。ニーズを顕在化できるようにするためのアプローチが求められる。

て対応し、その利用者のニーズ中心を貫いた方法をとるとしている。すなわち、問題とするものをサポートの不足とし、その解決方法としてサポート体制の創出を挙げ、問題を問題点として見ないことが特徴であり、利用者と相互依存の関係性を作り出し、可能性を見出すアプローチということができる。言い換えれば、障害を持った者を生活者として捉え、「疾病」も「障害」もその人全体の一部として受け止め、その疾病や障害がその人における生活に支障をきたしているのであれば、それを補うための支援をトータルに展開し、社会生活を営むことができるようにさまざまな条件を整えていくということである。この点からソーシャルワーカーは、「心理社会的リハビリテーション」を担う専門職といっても過言ではない。ソーシャルワーカーは、生活モデルを基本として、利用者の生活問題に包括的・総合的に取り組む専門職として重要な役割を担っているのである。

注)
(1)　相沢譲治監修／津田耕一編『ソーシャルワークの理論と方法Ⅰ』みらい，2010，p.22.
(2)　佐藤豊道『ジェネラリスト・ソーシャルワーク研究』川嶋書店，2001，p.227.
(3)　井村圭壮・相沢譲治編著『社会福祉の成立と課題』勁草書房，2015，p.40.
(4)　前掲書（3），pp.40-41.

■ 理解を深めるための参考文献
● 糸賀一雄『福祉の思想』NHK ブックス 67，NHK 出版，1968.
　　糸賀一雄の実践から描かれた名著である。知的障害の子どもたちを中心に社会福祉の実践について詳しくかつ丁寧に述べている。
● 井村圭壮・相沢譲治編『社会福祉の成立と課題』勁草書房，2015.
　　歴史、概念、法律から、児童・高齢者、障害者の福祉などの各分野の現状や今後の課題まで、社会福祉の基礎を網羅している。
● 相沢譲治監修　／　津田耕一編『ソーシャルワークの理論と方法Ⅰ』みらい，2010.
　　ソーシャルワークのさまざまなモデルやアプローチを紹介するとともに、近年とくに注目されているエコシステム論を取り上げている入門書。

ジェネリックポイント

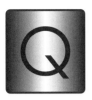

ニュースで電車やバスの優先席について話題になっていますが、優先席の対象者はどのような方でしょうか。

確かに電車やバスなどの公共交通機関の「優先席」が物議を醸しています。優先席とは一体誰のためのものでしょうか。

　筆者が子どものころは「シルバーシート」という呼称で、高齢者専用座席のようなイメージがありましたが、近年では「優先席」「優先座席」という名称にして、その対象を高齢者、身体障害者はもちろんのこと、妊産婦や乳幼児連れ、また怪我による一時的に何らかの障害をもつ人に拡大してきています。それに伴い絵文字であるピクトグラムも内部障害者（ヘルプマーク）が加わり下記のような表示を多く目にするようになりました。しかしながら「譲り合いができない」「若い人は優先席を利用すべきではない」などさまざまな問題がいつもでてきます。

　関西の一部の鉄道会社などは「全席優先席」として事実上、優先席を廃止しましたが、現在では、席を譲れない人が多かったため優先席を復活させています。横浜市営地下鉄でも全席優先席とし、優先席を廃止しましたが、やはり同様の理由で「最優先席」という「ゆずりあいシート」を設置しています。しかし優先席はあくまでも優先席であって、決して「専用席」ではないということです。

　筆者は学生達に「若いみなさんこそ優先席に座って欲しい。そしてその席を必要とする方が来たら率先して席を譲ってほしい。つまりそれまでその席を確保していただきたい」と言っています。

　ニューヨーク州では高齢者、障害者に席を譲らなかった場合、50ドルの罰金が科せられます。日本でもペナルティを科さないと席を譲れなくなるのでしょうか。世知辛い世の中だけにはしたくないですね。

ヘルプマーク
赤地に白十字とハートのマークのこと。自閉症や難病、内部障害を持つ人、初期の妊婦など、外見上からは判断できないが、援助や配慮を必要としていることを周囲に示すためのもの。2012（平成24）年からは東京都が導入し、2017（平成27）年から全国で活用されている。しかしながら認知度は低く、一体となっているヘルプカードの理解と普及の促進が急務となっている。

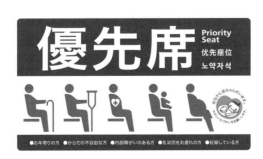

　障害者（児）とは何であろうか。わが子が障害児であるという事実を親はどのように受け止めるのであろうか。新聞記者である武部隆は『自閉症の子をもって』という著書の中で次のように述べている。

> 「子どもに障害があると医師から告知され、それをその場で受け入れられる親が、果たして何人くらい存在するだろうか。（中略）わが子の障害を受け入れることは、想い描いていた自分を子どもの将来設計を一から見直すという意味を持つ。そう簡単に出来ることではない。」
> 武部隆『自閉症の子を持って』新潮新書，新潮社，2005，p. 37 より抜粋

　障害を持った子を産んでしまったことへの苦しみと悲しみ、そしてわが子の将来への絶望に打ちのめされ、なかなか現実を認めたくない状況がしばらく続くこともあるかもしれない。このような気持ちにさせてしまうのは、「優生思想」や誤った偏見と固定観念が少なからず影響している。障害者はかわいそう、障害を持つということは本人にとっても周囲にとっても不幸である、障害者は一生、人の世話にならなければ生きていけない面倒な存在である、生きていても何の役にも立たない、障害の子は長生きができない…といった印象や考え方が障害を持つということに対して、否定的に過剰に大きくなってしまうかもしれない。そしてまた、自分が障害児の親であることを認めたくない気持ちが複雑に絡み合い、現実を受け入れることへの大きな妨げとなっている。さらにこの優生思想は、科学技術の進展に伴い、出生前診断が陽性と診断された子どもの中絶にもつながっている事実もある。そして、保護者の中には障害の子どもとの関係がうまくいかずにうつ状態など精神的に不安定な状況に置かれている場合も少なくない。社会から「親のしつけが悪い」「愛情不足だ」などと誤解される場合も多く、そのことから児童虐待の引き金になってしまったりと、家族危機に陥りやすくなってしまう状況さえはらんでいる。

　「共に生きる社会」と声高々にいわれた1981年の国際障害者年から、もう四半世紀以上が経過した。障害を持っていても当たり前に生きていくことができる社会であるかということを問いただすと、残念ながら否といわざるを得ない。障害をもっていても、さまざまな選択肢の中から自己決定でき、充実した人生を歩むことができる社会が望まれている。障害をもっていても当たり前のように生きていける社会。ノーマライゼーションということをあえて説明しなくてもいい社会になることを切に望む。

第4章　相談援助の実践モデル

1

治療・医療モデルの特徴と限界を理解する。

2

生活モデルの特徴を理解し、
ソーシャルワークにおける意義を明確にする。

3

ストレングス・モデルの特徴を理解し、
治療・医療モデル、生活モデルとの違いを明確にし、
これからの展望を図る。

4

具体例を挙げ、それぞれのモデルを実践的に理解する。

1. 「モデル」の定義と意義

　社会福祉サービスの利用者を理解するために、実践モデルを活用することの意味と理由を確認しておこう。ある国語辞典[1]は、「モデル」を次のように定義している。①型、型式、②模型、雛形、③模範、手本、④美術家が制作の対象にする人、⑤小説・戯曲などの題材とされた実在の人物、⑥ファッション・モデルの略。ここでは主に①〜③の意味でのモデルを検討していく。社会福祉サービスの利用者という生身の人間を、一定の型、雛形、模範、手本に照らし合わせて理解することが焦点になる。

　ところで別の社会学事典[2]では、モデルと理論の関連性が明確にされ、その意義と危険性が指摘されている。モデルは、「どの（理論的）説明が最も有効かを判断するという発見的な意義がある」[3]。他方、その危険性に関しては、「完全理論が少なく、理論の素描がほとんどの社会科学の領域では、数学的理論の論理的同一性を仮定した数学的モデルや統計理論に基づく統計的モデルは、社会的現実の過度な単純化や体系的でない論理的定式化をもたらす」[4]ことがあるという。

　本章では、数学的モデルや統計的モデルをそのまま取り上げるわけではない。しかしもしも、ある利用者モデルにしたがって、生きた人間の「社会的現実の過度な単純化」が実施されてしまえば、それはその生きた人間の理解というよりも、誤解や曲解、場合によっては先入観や偏見の形成につながってしまう。一定の型、雛形、模範、手本としてのモデルを構築し、それを活用することの意味は、それらを参考・参照して、生きた利用者の理解に近づくことが可能である、といった程度のものである。現実の利用者を、モデルに依存しすぎて過度にそれらに当てはめ、適用しすぎることは、まさに「社会的現実の過度な単純化」を犯してしまうことを意味する。

　内科医の徳永進は言う[5]。「医療現場で働きながら感じたことがある。医療に限らず、それは、〈現場〉というものが持っている本質なのだが、〈現場という所には、すでにできあがっている正しい答えというものはない〉ということだった。……およそのパターンはあるとしても、あくまでひとつひとつの症例が独特で、それぞれの症例にそれぞれの答えがあるにすぎないと考えるべきだと思った」。モデルを検討・活用するに当たって、われわれがそれらに期待するのは、徳永の言う「およそのパターン」を把握することにとどめておくのが妥当だろう。

2. 治療・医療モデル

　治療・医療モデル（医学モデル）は、特に疾病・疾患の治療に対して有効なモデルである。時にそれが、医学・疾病モデルと呼ばれることからも明らかである。対象となる患者の疾病とその原因を、各種検査などによって突き止め、その上で診断し、その診断に基づき治療していく。治療・医療モデルの基本的パターンのイメージは、ある意味ではおなじみのものである。この治療・医療モデルが社会福祉領域に援用されるようになった背景には、何があったのだろうか。

　治療・医療モデルが社会福祉領域の中で援用されるようになったのは、20世紀初頭前後からである。ケースワークの母として名高いリッチモンドは、自身もかかわっていた慈善組織協会の援助活動（現代ソーシャルワークの礎になっている）の科学化の必要性から、医療における診断・治療の枠組みをモデル化し、自らの援助活動を含むソーシャルワーク活動に適用させたのである。特に個別の援助活動を展開するケースワーク体系は、その後心理学や精神医学の知識・理論、中でも第一次世界大戦以降の戦争神経症者の治療に力を発揮したフロイトの流れを汲む精神分析の知識・理論を取り入れ、より一層、治療・医療モデルの色彩が強まったといえよう。その後現代まで、さまざまな批判が治療・医療モデルに寄せられているが、現在でもケースワーク関連のテキストの中で、少なからず（社会）診断や（社会）治療をケースワーク過程のひとコマとして記述していることからも、その影響力の大きさがうかがえる。

　それでは、社会福祉領域における治療・医療モデルの特色はどんな点にあるのだろうか。素描してみよう[6]。

　第1に、問題を抱えている対象者を、比較的明確に特定することである。医療の領域で患者の疾病を特定できなければ、治療は進められない。生活の問題を抱えている当の人間のターゲットを絞れなければ、援助活動も進められない。

　第2に、問題の原因を突き止めることを、重要な課題にしている点が挙げられる。現在生じている生活上の困難な問題に関しては、それを引き起こす原因が必ずあるはずだと考えるのである。それは、対象となる人間の疾病である場合もあれば、人格上の問題、その人間を取り巻く環境上の問題が原因となる場合もある。

治療・医療モデル
医学モデルと表記される場合もあるが、本書においては、治療・医療モデルと表記することにする。内容は両者ともに共通するものとして捉えることにする。

疾患
disease

リッチモンド
Richmond, Mary Ellen
1861　1928

慈善組織協会
COS: Charity
Organization Society

フロイト
Freud, Sigmund
1856 ～ 1939

精神分析

第3に、問題の原因を突き止め、それを治療・除去すれば、問題を解決できるとする、比較的単純な対症療法的発想がそこにあるという点である。

第4に、問題を抱えている個人に焦点を絞るといった、個体主義的発想が基底にある点が挙げられる。コミュニティや家族の問題にアプローチする場合も、それらを構成する個人に焦点を絞った問題解決を図ろうとする。

多問題家族
multi-problem family

第5に、射程とする対象の分別化とアプローチの専門分化という点が挙げられる。たとえば、多問題家族への対応といった場合にも、問題解決の可能性は問わず、また家族メンバー間の関係性はそれほど問題にせず、専ら家族メンバーそれぞれに対して、それぞれ別個の対応を考えるといった形になる傾向がある。

治療・医療モデルのこれらの特徴は現在、社会福祉やソーシャルワークの分野では、ほとんどが批判的文脈の中で語られている。しかし、それよりも必要なことは、それぞれの特徴のメリットもよく考慮した上で、限界点をも示し、必要があればその都度の援助活動の中で有効なモデルを模索したり、新たなモデルを構築していく態度であるといえよう。特に、保健医療福祉分野においては、社会福祉分野一般における治療・医療モデルの位置づけ以上に、上記のことに注目しておく必要がある。なぜならば、何といっても、疾病・病気・病いに関する点においては、社会福祉一般における治療・医療モデルの比重よりも遥かに大きいことは事実であるからである。

3. 生活モデル

生活モデル
life-model

社会福祉分野における治療・医療モデルを批判的に検討していく中で、その問題点を克服していくモデルとして提案されたのが、生活モデルである。治療・医療モデルは、特定の疾病にかかわるモデルとして大きな力を発揮する。それはすでに記述した通りである。

社会福祉一般に援用する場合でも、特定の生活問題などの社会問題に限定し、援助活動を展開し問題解決を図るときには効果的である。しかし、複数の問題が絡まり合う状況や複雑な生活問題・社会問題に取り組もうとするときには、比較的単純な原因－結果の直線的因果論を基底に置く治療・医療モデルでは太刀打ちできない。また、生活上の困難や問題に予防的に取り組むためには、より広い視野を持つ必要がある。こうして登場し

てきたのが、生態学的志向や一般システム理論的発想を基盤にした生活モデルである。

　生活モデルが治療・医療モデルと異なる点は、人間の生活を内的・外的環境とのかかわりの中で、全体的視点から捉え直そうとした試みである、ということである。人間の本来あるべき生活や健全な生活とは何か、こうした基本的問いに応えようとする試みである、ということもできる。以下、生活モデルを概観してみよう。

　人間の内的環境とは、具体的には身体的側面および精神・心理的側面をいう。身体的側面は、さまざまな生理的機能・形態と、日常の身の周りの事柄を処する能力などを含む。精神・心理的側面は、視覚機能や聴覚機能などを駆使した感覚機能、記憶、思考、学習等の心理的機能、倫理や道徳などを含む人格面、これらの全体である。人間は、こうした内的環境とのかかわりの中で統合的な自己形成をしている。もちろん、内的環境そのものもバラバラに存在しているわけではなく、それぞれが機能し合うことによって、１つの全体システムを作り上げている。 ［内的環境］

　人間の内的環境において形成されている自己は、外的環境とのかかわりを通して社会生活を形成する存在でもある。この外的環境は、対人関係（家族、友人、隣人、職場などで形成される）を媒介としたミクロレベルの社会環境と、個々人に還元できない社会、経済、政治、文化などの諸体制・仕組みから成るマクロレベルの社会環境、気候、地形、大気などから形成される自然環境、こうした諸環境の総体である。 ［外的環境］

　人間はこうした内的・外的環境との関係を通して、自らの社会生活を構築している。人間は、内的・外的環境から影響を受け、自らの生活を成立させている存在であるとともに、自身が内的・外的環境に働きかけ、時によってそれらの諸環境を変えていく存在でもある。生活モデルにおいては、人間と環境とのかかわりを、生態学的視点から有機体（人間）と環境との関係と捉え、両者のバランスの取れている状態を相互適応関係とする。人間の側がうまく適応できない状態は、適応能力の不全、対処能力の不足と理解される。一般システム理論からすれば、全体システムの一要件である要素（人間）が、機能不全を起こしている状態となる。他方、環境の側からは、環境破壊が進み、有機体である人間へ本来の影響力を発揮できない状態もありうる。人間と環境はこうして相互に影響し合いながら、不断の交互作用を通して全体としての関係性を作り上げている。 ［生態学的視点］ ［相互適応関係］ ［対処能力］ ［一般システム理論］ ［機能不全］ ［交互作用 transaction］

　以上のように、生活モデルは、人間と内外諸環境との複雑な関係に目を向け、その関係の全体性の中で人間がどのような社会生活を実現し、生きているのか、という点に焦点を置く実践モデルということができよう。

4. ストレングス・モデル

ストレングス
ここでいうストレングスとは、英語"strong"の名詞形で、あえて訳せば「強さ」「強み」ということになる。先駆者たちによる原文では、strengthsという複数形をとっているため、単純に「強さ」「強み」という訳語では表現しきれない含みがある。身体的にも心理的にも、社会的にも語の意味合いはひろがるものと考えたほうが適切である。当の本人が持ち合わせている、身体的・心理的・社会的能力、潜在力、長所、才能など、広い範囲の中での"力"の全体をも表す言葉と捉えることが適切である。

ヘルス・モデル

ストレングス・パースペクティブ

サリービー
Saleebey, Dennis
1936～

病理・欠陥モデル
治療・医療モデルとほとんど同義であると考えてよい。

パターナリズム

いわゆるストレングス・モデルの先駆的な動きは、1980年代米国カンザス大学のグループによって提唱されている。精神障害者の援助活動から実践的に展開された「ケースマネジメントにおけるストレングス・モデル」や「ヘルス・モデル」に共通して見られる"ストレングス・パースペクティブ（ストレングス視点）"にある。先駆的なこれらの動きを集約させた形として、サリービーは、ストレングス・パースペクティブによる援助原理を次のように要約している[7]。

第1に、どんな個人、グループ、家族、コミュニティもストレングスを持っている。それはストレングス・パースペクティブの基本である。援助者は利用者の生活史や語り、言明、経験の解釈などに関心を寄せなければならない。関心を向けることで、利用者の知、経験からの学び、希望、主体性を見出せることになるからである。

第2に、トラウマ、虐待、病気などは、苦しみとの格闘であるかもしれないが、それらを正面から引き受けるとき、新たな挑戦やまたとない機会の基盤にもなり得るのである。これは、個人、グループ、コミュニティが本来持っている逆境を跳ね返す力、あるいは自然治癒力に注目するモデルと通底するものである。

第3に、個人、グループ、コミュニティの成長し変容していく力は、計り知れないものであることを認め、個人、グループ、コミュニティの望むことを真摯に受けとめる必要がある。病理・欠陥モデルは、専門知識に基づく合理的診断、アセスメントを志向し、時に、利用者の潜在的可能性を枠に当てはめる場合すらある。ストレングス・パースペクティブは、利用者の抱く希望や展望、価値などに積極的・肯定的に目を向け、少しでもそれらに近づけるような経験を大切にするのである。

第4に、援助者が利用者に最も貢献できるのは、互いに協働関係が構築できるときである。援助者は専門的権威者ではなく、協働するパートナーとして利用者にかかわることが求められる。援助において、利用者の持つ潜在力を抑圧することなく、また利用者を診断的カテゴリーの狭い枠組の中に閉じ込めることを避けられるからである。パターナリズム、利用者非難、利用者の視点の先取りなどはこうして防げるのである。

第5に、どんな環境も資源に満ち溢れているという視点を大切にする。

潜在的な資源は、通常の社会サービスやヒューマン・サービスの枠外にも多く存在するものである。環境内のインフォーマル・ネットワークにおけるストレングスを見出せるような努力が援助者には求められるのである。

　これら5つの援助原理を精査すれば、それぞれに多くの含みを持ち、相談援助活動を進めていくに当たっても、さまざまな側面で留意する必要のあることが明確になる。ここではストレングス・モデルの特徴を把握するという目的のために、以下の3点を説明しておく。

　1点目は、焦点となる個人やグループなどの肯定的側面に積極的に目を向けていくことに、ストレングス・モデルの最大の特徴があるといえよう。個人の疾患や障害、家族や各種グループの機能不全、解決すべき問題などに注目していくのではなく、個人やグループができること、関心を示すこと、希望、何とかしようという意欲などの、いわゆる肯定的側面に注目し、働きかけ、疾患、障害、機能不全、解決すべき諸問題などの否定的側面を克服したり、それらとの共存を図りながら生活していく、という展望を持つのが、ストレングス・モデルの特徴である。

　2点目は、援助者と利用者の援助関係に着目し、実質的に援助関係の対等化を図ることである。疾患・障害に目を向け、それらを診断・治療する、という治療・医療モデルの図式、機能不全や生活問題に焦点を当て、それらをアセスメント・介入していく生活モデルの志向、これら2つのモデルに共通する点は、治療・援助する側（専門職）中心に、治療・援助が進められていく、という点にある。ストレングス・モデルは、特に治療・医療モデルで使用されるような、専門職中心の専門用語は避け、利用者の日常生活の中で使われる言葉を重視し、利用者の側から捉えられた現実（リアリティ）や価値を重視する。ストレングスという言葉も、われわれの普段の日常生活の中で使われる日常用語そのものである。当事者中心という点が、ストレングス・モデルの2番目の特徴である。

　3点目は、焦点となる個人やグループだけではなく、援助活動を進めていく上での社会資源の潜在力も活用していこうという志向である。制度化された援助サービスだけを社会資源として認めるのではなく、たとえばインフォーマルな近隣の付き合い、ボランティア活動、イベントへの参加といった日常活動でも、十分利用者にとって意味あるものであれば、資源として活用できると考える。援助の対象となる個人、グループ、コミュニティのストレングスだけが焦点化されるのではなく、日常のありふれたことであっても、社会資源となりうる可能性・潜在力として認め、活用していこうという志向にあふれている。

ストレングス・モデル

機能不全

援助関係

治療・医療モデル
生活モデル

65

5. 実践モデルの展開

浜田寿美男
1947 〜

脳性麻痺
脳の発達過程で非可逆的な脳障害により生じた運動障害の総称。

構音障害
音の置き換えや省略、ひずみなどの言語コミュニケーション上の障害。

発達心理学者浜田寿美男は、次のようなエピソードを紹介している[8]。

「ある脳性麻痺の大学生からこんな話を聞いたことがあります。彼の場合手足の麻痺はさほどでもなく、歩行にもさして支障はありませんが、ただ言葉がもう一つはっきりしませんでした。構音障害がややきつかったのです。それで、養護学校時代12年間はずっと言語訓練を受けてきました。ところが、彼はこの訓練が嫌で嫌でしようがなかったと言います。なぜかというと、訓練の場ではどうしても、自分が発音しにくい言葉を取り出して、それをはっきり言うように求められます。試されて、言わされて、直されて、その反復になるのです。……中略……

　ところが、この学生が大学に入ったとき、訓練の場とはちょうど反対の場面に出会うことになります。大学では、当然のことながら、周囲の友人たちはほとんど健常者で、入学早々から、互いにすぐ知り合いになって、自由にペチャクチャおしゃべりを楽しんでいます。それを見た彼も、その話の輪に入って仲間になりたいと思います。ただ自分は発音がはっきりしないという負い目があって、最初は遠目に見ていたのですが、あるとき思い切って友だちの輪のなかに飛び込んでみたのです。そして、そこではっきりしないなりにでも自分の手持ちの〈力〉で精一杯しゃべろうとする、すると友だちもしっかり聞き取ろうとする。そうこうするうちに、ほんの数ヵ月で言おうとすることがほとんど伝わるようになったというのです。しかも本人も、なんだか発音がしっかりしてきたように思うといいます。」

　浜田はここで、われわれの日常生活における意味と活動と力の問題について、言語に障害を持つ大学生の例を紹介し、リハビリテーションなどの訓練の意義と位置づけを明確にしている。この浜田の主旨から少し逸れることになるが、われわれが本章で紹介してきた相談援助の実践モデルを具体的に考えるに当たって、このエピソードは参考になること大である。以下、やや機械的にはなるが、このエピソードを活用しながら、それぞれの実践モデルを検討してみる。

　治療・医療モデルに照らし合わせてこの大学生を見ていけば、脳性麻痺

という治療を要する部分にまず目を向け、麻痺という欠陥部分に必要な治療を施す。その後に残る構音障害には、発音できない部分に焦点を当て、それが言えるように、「試され、言わされ、直され」る訓練が実施される。疾病や欠陥部分には治療が、できない・話せない部分（能力障害）には訓練が、それぞれ一定の診断や見立てに従い、医師や言語聴覚士（言語療法士）中心に実施されていく。

　生活モデルではどのようになるのだろうか。この大学生の構音障害は、日常生活、特に他者とのコミュニケーションの場面では、上手に自分の意志を伝えることができないがために一種の機能不全状態にある。生活場面においては適応不全状態にも発展し得る。周囲の人間には理解を求め、環境面ではハイテクによる設備などを整える、本人の機能不全状態に対しては、機能訓練（リハビリテーション）や場合によっては手話を身につけるなど、対処能力を身につける。こうして相互適応状態に向けた努力が行われる。

　ストレングス・モデルでは、脳性麻痺（病理・欠陥部分）や構音障害（能力障害）の部分よりも、「自分の手持ちの〈力〉」、「仲間になりたい」という欲求、「精一杯しゃべろうとする」意欲、などに目を向ける。対等な仲間同士による付き合いやコミュニケーションによって、この大学生に「楽しい」という意味も生じてきた、ということになる。こうしたことを繰り返すことで、「発音がしっかりしてきた」という一種の力が生じている。そればかりか、仲間との対等な関係は、仲間の「しっかり聞き取ろうとする」力を引き出すことになり、それはこの大学生にとっては"資源"として活きてもいるのである。

　もちろんこれは、各モデルに照らし合わせた一種の図式的理解に過ぎない。実際場面ではこんな単純な図式にぴったり当てはまるようなことはむしろ稀であるといわなければならないだろう。大切なことは、対象となる利用者が現在どのような状態にあるか、何が客観的に必要なのか、何を求めどんな意味を見出そうとするのか、などに注目し、これらを発見し、明確化するためには現状においてはどんなモデルが役立ち、またどのような組み合わせがその理解に役立つのか、将来はどのモデルの下に援助の展開を図ったらよいのか、ということを問い続ける援助者の姿勢である。こうした姿勢や態度の下に、次章に展開される具体的アプローチも、息を吹きこめられるのだと理解したらよい。

能力障害

生活モデル

構音障害

適応不全

機能訓練（リハビリテーション）

対処能力
coping

相互適応状態

注）

(1) 新村出編『広辞苑（第五版）』岩波書店，1999，p.2648.

(2) 見田宗介・栗原彬・田中義久編『縮刷版　社会学事典』弘文堂，2004.

(3) 前掲書 (2)，p.872.

(4) 前掲書 (2)，p.872.

(5) 徳永進『死の中の笑み』ゆみる出版，1982，pp.267–268.

(6) 太田義弘・佐藤豊道編『ソーシャル・ワーク―過程とその展開』社会福祉入門講座 2，海声社，1989，p.83.

(7) Saleebey, D., "Introduction: Power in the People," in Saleebey, D, ed., *The Strengths Perspective in Social Work Practice*, 2nd, ed, Longman, 1997, pp.8–11.

(8) 岡本夏木・浜田寿美男『発達心理学入門』子どもと教育，岩波書店，1995，pp.210–214.

▌理解を深めるための参考文献

●狭間香代子『社会福祉の援助観―ストレングス視点・社会構成主義・エンパワメント』筒井書房，2001.

治療・医療モデル（病理・欠陥モデル）、ストレングス・モデル（ストレングス視点）、エンパワメント、等の基本的考え方について、しっかりとした理論的考察を基盤に、整理し展開している。

●マーフィー、ロバート・F. 著／辻信一訳『ボディ・サイレント』平凡社ライブラリー 566，2006.

著名な人類学者による自らの病気・障害体験が克明に綴られている。当事者、家族、社会にとっての「疾病」「病気」「病い」「障害」の意味を再考察するために格好の著書である。

●小松源助『ソーシャルワーク実践理論の基礎的研究―21 世紀への継承を願って』川島書店，2002.

ストレングス視点やエンパワメント・アプローチを理論的な視野から整理し展望している。他にソーシャルワーク実践理論の全般を視野に入れた探求の書である。

ジェネリックポイント

治療・医療モデルと生活モデルとの関連性を教えてください。

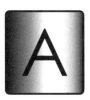

治療・医療モデルは元々病気や障害を治療する中でモデル化したものです。ソーシャルワーク活動の科学化を図る段階では、医療モデルをその模範としました。しかし、近年、ソーシャルワークの特徴が生活への援助（生活支援）にあることが明確化されるに従い、従来の医療モデルでは把握しきれない事象があることも明らかになってきました。生活全般をその射程に入れる生活モデルが必要になってきたのです。われわれが日々の生活を営んでいく上では、治療や医療が必要な場合ももちろんあるわけです。このことを考えてみれば、治療・医療モデルと生活モデルの関連性もおのずと見えてくるのではないでしょうか。

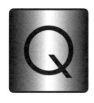

ストレングス・モデルの特徴を教えてください。

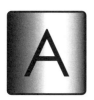

援助を受ける利用者の主体性を重んじ、できないことや欠けている部分に注目するのではなく、当事者のできること、残存能力、潜在力、意欲、その人にとっての意味などを重視し、それらに働きかけ、それらの力を大きくすることによって、障害や病気の部分を克服したり、共存することを図る実践的モデルというところに最大の特徴があると思います。

コラム　褒めること

　毎年大学4年生の卒業論文を10篇前後担当しているが、学生が書く論文の不十分な点、特に不正確なデータや文章力のなさが気になり、その指摘だけで指導時間の大半を費やすことが多い。しかしその結果、論文の出来がよくなるかというと、話はそう簡単には運ばない。学生はその指摘された部分にばかり注意が集中し、先へ進めなくなる。冷静に考えると無理からぬことであるが、私自身も学生も時間に追われて焦ってしまう場合もある。10時間かけていたらぬ箇所を指摘するよりも、わずか10分でも学生のユニークな視点や適切な表現を賞賛・奨励する、詰まるところ"褒める"と、卒業論文の進みが速くなるばかりか、学生自らが不十分な点に気づき、修正を施すことも珍しくない。結果として、優れた卒業論文につながることが多い。

　私が高校を卒業するとき、英語の先生が卒業生数名に言った言葉をいまさらながら思い出す。「みんなに1つだけお願いがある。子どもを見たら褒めてくれ。叱るんじゃなくて、とにかくいいところを見つけて褒めてくれ。子どもは将来の宝物なんだからな。僕からのお願い、覚えておいてくれ」。当時はあまりの唐突な言葉に、このおっさんは何が言いたいのだ、とちんぷんかんぷんだったが、卒業論文を担当するようになって、英語の先生が言いたかった意味がようやくわかるようになってきた。わが子を持つようになってからは、その大切さを確信するようになった。

　そして最近では、もしかしたら個人の持っている"ストレングス（strengths）"に注目することは、日常においてこそ、その重要度がさらに増すのではないかと考えている。そう考えると、相談援助の専門性なるものは、崇高な理論的側面にあるのではなく、ありふれた各個人の日常的世界で、自明となっていることを問い直すことから出発するのではないかと思えてくる。

第5章 相談援助のアプローチ

1
相談援助のアプローチとは
何かを学ぶ。

2
相談援助における
アプローチの種類と概要を理解する。

3
アプローチごとの
援助方法の特徴を把握する。

1. アプローチとは

　アプローチとは、対象へ接近すること、またその接近の方法を意味し、学問の世界では研究方法を指すこともある。したがって、この章でいう「相談援助のアプローチ」とは、クライエントやクライエントを取り巻く問題への接近方法ないしその研究方法を意味する。

　ここで紹介するアプローチはいずれも著名なものであり、これから相談援助業務に従事しようとする人は、一通りの知識をもっておく必要があるものばかりである。ただしそれぞれのアプローチの概略を紹介するにも紙幅が限られており、きわめて表面的な記述にとどまっていることを断っておかなければならない。相談援助業務の専門家を目指すのであれば、関心をもったアプローチから順に、自主学習を行いさらに理解を深めるよう努めてもらいたい。その際には可能な限り原点に返り、提唱者の書いた原書を参照することをお勧めする。

　あらゆる「方法」は人間が作り出したものであり、その方法には必ず方法論が存在する。他者の作り上げた方法を学ぶ際には、単なる方法についての表面的な知識を得るだけでなく、その根底に広がる方法論にも目を向けることが大切である。あるいはむしろ、そうした方法論的吟味を通して、はじめてその方法の意味を理解し、自らの実践活動にそれを活かすことが可能となるといっても過言ではないかもしれない。

2. 心理社会的アプローチ

診断主義

リッチモンド
Richmond, Mary Ellen

ハミルトン
Hamilton, Gordon

トール
Towle, Charlotte

ギャレット
Garrett, Annette

ホリス
Hollis, Florence

A. 心理社会的アプローチの概要

　心理社会的アプローチは、アメリカにおける診断主義の流れをくむソーシャルワークのアプローチである。診断主義は、リッチモンドによって形作られたケースワークの枠組みを、ハミルトン、トール、ギャレットらが理論化することにより形成されたものだが、ホリスはその流れを受け継ぎ、心理社会的アプローチの理論を構築した。

診断主義は、①サービス利用者の問題の心理的側面、②パーソナリティの発達に焦点をあてた過去の生活史、③面接を中心にした長期的な援助、④援助者と利用者の関係における援助者の主導性、⑤調査－診断－治療の過程、を重視するところにその特徴が見られる。

ハミルトンはこの流れを受け、診断主義と機能主義の相違を明らかにしながら心理社会的アプローチの概要を示した[1]。さらにホリスは、利用者の社会的側面への援助を取り入れ、「状況の中の人間」という視点を重視し、人・状況・両者の相互作用という3つの相互関連性からケースワークを考察し、心理社会的アプローチの理論を明確化した。

状況の中の人間
person-in-his-situation

このアプローチは、リッチモンドの基本的枠組みにフロイトの精神分析学の理論を組み入れた「治療・医療モデル」を基礎とし、その処遇はクライエントのニーズに沿って個別的に行われる。

フロイト
Freud, Sigmund

ホリスはソーシャルワークを次のように定義している。

　　ケースワークは、〈逆機能〉の内的・心理的原因と外的・社会的原因の両面を認識し、個人が社会関係の中で自らの〈ニーズ〉をより完全に満足させ、いっそう適切に機能することができるように援助すること[2]。

したがってケースワークの目的は、クライエント個人とクライエントを取り巻く環境の双方に変化を起こさせることにある。その上で重要な価値としては、以下の5つが挙げられる[3]。

①ワーカーは、クライエントの福祉に心を注ぎ、関心を寄せ、尊敬することによって、クライエントを受容すべきである。さらに、これにはクライエントに対する温かい感情も含まれている。

②ワーカーはクライエントのニーズを優先させるような「相手中心」の関係であるべきである。

③ワーカーは評価や応答する場合、個人的な先入観を取り除いて、できるだけ科学的な客観性によってクライエントを理解すべきである。

④ワーカーは、クライエントが自分自身で決定する権利があることを認め、また、彼には自己思考の力があるので、それを引き出すよう努力すべきである。

⑤ワーカーはクライエントと他者との相互依存を認めるべきである。またクライエントの自己指向性については、他者あるいは自分自身を傷つけるような場合、制限を加える必要があることを知っておくべきである。

B. 援助の方法

　診断派の援助過程は、インテーク・診断・処遇の段階ごとに分けて述べることが多いが、ホリスは、ケースワークの援助においては、最初の面接の場面から処遇の要素は含まれていると考え、そのプロセスのすべてが処遇計画の中にあると捉えた。つまり、処遇の役に立たない調査や診断は意味をなさないと考えたのである。

　ホリスは、処遇上のコミュニケーションの技法を6つに分類しているが、その概要は以下の通りである[4]。

(1) 持続的支持

　ワーカーがクライエントに対し、関心や同情や理解を示し、援助することを望み、クライエントを信頼して受容することにより支持しようとすること。これには傾聴、受容、再保証、激励などが含まれる。

(2) 直接的支持

　ワーカーの意見や態度を表明することにより、クライエントの行動を直接的に促進したり失望させたりすることである。これには、賛意や強調、示唆、助言、主張、介入などが含まれる。

浄化（法）

(3) 浄化法

カタルシス

　クライエントやクライエントの状況の性質、および両者の相互作用に関する内容の探索とカタルシスを奨励すること。クライエントに内容を説明し、クライエントの状況に関する事実の知識を引き出すと同時に、状況についての感情を解放する方法で、「換気法」とも呼ばれる。

(4) 人と状況の全体的反省

　これは、現在の状況に対するクライエントの応答、状況と応答の相互作用の性質についての反省的な話し合いのことである。

(5) パターンの力動的反省

　クライエントの応答の仕方や傾向についての反省的な話し合いのことである。これによりクライエントに特徴的な行動パターンを明確化することが可能となる。

(6) 発達的な反省

　これは、クライエントの応答の仕方や傾向の発達的要因についての反省的な話し合いのことである。クライエントの幼少期の生活や行動が、現在の行動にどのような影響をもたらしているかがここで考察される。

3. 機能的アプローチ

A. 機能的アプローチの概要

　機能的アプローチは、ランクの意志心理学の理論を基盤に、アメリカの
タフト、ロビンソンらによって開発され、その後スモーリーが、さらにこ
れを発展させた。彼らの方法は、ソーシャルワークにおける機関の機能の
重要性を強調することから機能主義と呼ばれ、診断主義の考え方に対して
厳しい批判をくわえたことから、診断主義−機能主義の一大論争に発展した。
　機能的アプローチの特徴には次のようなものがある。

①「疾病の心理学」より「成長の心理学」

　診断的アプローチが診断と治療という「疾病の心理学」を重視しているの
に対し、機能的アプローチは「成長の心理学」を基盤にしている。

②「治療」よりも「援助」

　ソーシャルワークは、個人の社会的治療ではなく、「援助の過程」とし
て捉えられ、ワーカーは自分の役割をコントロールすることに責任をもつ。

③「機関の機能」の重視

　クライエント自身でさえ本当のニーズは何であるかは、援助を受ける状
況で、彼が何を行うかを理解することによってのみ発見できるのであり、
この「援助を受ける状況」としての機関の機能こそが重要なのである。

④「ワーカー中心」より「クライエント中心」

　ソーシャルワークは、クライエント自身の主体的な問題解決をワーカー
がそれぞれの機関の機能を代表して援助するのであり、問題解決が可能な
のはクライエント自身なのである。

⑤時間的展開の重視

　時間が人生全体の問題を象徴していると考え、クライエントが時間の有
限性を受け入れ、限られた時間を有効に利用することを学ぶ過程を重視した。

B. 援助の方法

　スモーリーは、機能的アプローチにおけるソーシャルワーク実践の原則
を5つに分類し説明している[5]。

ランク
Rank, Otto

タフト
Taft, Jessie

ロビンソン
Robinson, Virginia P.

スモーリー
Smalley, Ruth Elizabeth

［1］効果的な診断の活用

　機能的アプローチでは、診断を援助される現象の理解として捉えるが、それがもっとも効果を生み出す場合として次の4点が挙げられる。

①特定のサービスの活用と関係づけられる場合

②サービスが提供される過程で、クライエントとの取り決めと参加によって徐々に展開される場合

③現象が変化するに従い、継続的に修正することが認められる場合

④サービスの過程で、適切だと思われるときに、ワーカーが診断や現象の理解をクライエントに提供する場合

［2］時間の段階の意識的・意図的活用

　時間の意識的・意図的な活用は、機能的アプローチを特徴づけるものである。スモーリーは援助過程を、開始期・中間期・終結期に分類し、それぞれの段階での特徴とワーカーの意識的活用について述べている。

　開始期は、希望や喜びの興奮を感じると同時に、恐怖心や不確実感を引き起こす時期であり、クライエントは内的バランスや統合感覚を維持しようとする。中間期は、生命を失ったような状態で、初期の興奮の後にやってくる。終結期を控えてクライエントが自分自身で生活を始める準備の前のよどんだ状態である。終結期は、死の感情、分離の感情に伴い、抵抗感と恐怖感がある。反面、何かをやり遂げた、何かを生き抜いた、何かを自己に取り入れたという気持ちをもち、自由になりたい、自分でやってみようという願望がある。

［3］機関の機能と専門職の役割機能の活用

　スモーリーは、機関の機能と専門職の役割機能を活用することは、ソーシャルワークのプロセスに焦点を定め、内容と方向づけを与え、社会と機関に対する責任を保証したり、積極的に取り決めを促進し、個別性、限定性をもたらすものと考えた。機関の機能とは、なぜその社会にその機関が必要なのかという存在意義を意味する。したがってスモーリーは、この機関の機能を認めることなしにはクライエントに援助を行うことなどできないと考えたのである。

［4］構造の意識的活用

　構造を活用することは、フォームを取り入れることであり、フォームはすべてのソーシャルワーク過程をより効果的に促進する。

　フォームとは、諸要素が目的にかなった特有の配置や輪郭で、目に見え

る形となっているものである。機関や時間、場所に関する取り決めなどが
これにあたる。クライエントは、これが「ゲームのルール」として提示さ
れることで、今自分が何を行っているのかを知ることができるのである。

［5］関係を用いることの重要性

　関係とは、クライエント自身が自分ではっきりさせた目的を達成しよう
と努力するときの核心である選択とか決定を、クライエントが独力ででき
るように援助するようなもの、とスモーリーは捉えた。機能的アプローチ
では、当初からワーカーとクライエントの関係の形成を重視してきた。潜
在的可能性をもつクライエントは、ケースワーク関係を通じて成長してい
くのである。

4. 問題解決アプローチ

A. 問題解決アプローチの概要

　問題解決アプローチは、パールマンによる実践的研究から生み出された。
このアプローチの全容は、1957 年に出版された『ソーシャル・ケースワ
ーク：問題解決の過程』[6]によって示された。この中でソーシャル・ケー
スワークは、「個人が社会的に機能する際に出会う問題により効果的に対
応できるよう、福祉機関によって用いられる一つの過程」と定義された。

　問題解決アプローチの特徴は次のようなものである。①生きることは絶
え間ない問題解決の過程であり、困難は病理ではないという考え。②問題
解決の主体はクライエント自身であるということ。③社会的役割葛藤の問
題の重視。④個別援助の構成要素として挙げられた「人（Person）・問題
（Problem）・場所（Place）・過程（Process）」の「4 つの P」。⑤ケース
ワーク援助を用いて問題解決に取り組むクライエントの力を「ワーカビリ
ティ」と呼び、その要素である「動機づけ・能力・機会」の 3 つの側面か
らの MCO モデルといわれるアプローチを提唱。

　パールマンの理論は、診断主義の立場に立ちつつ機能主義の知見を大幅
に取り入れたもので、その特質から折衷主義と呼ばれている。

　また、パールマンは理論の形成において影響を受けたものとして次のよ
うなものを挙げている。①フロイトやランクのパーソナリティ理論。②エ

パールマン
Perlman, Helen Harris

4 つの P
人（person）・
問題（problem）・
場所（place）・
過程（process）。

ワーカビリティ
workability

動機づけ・能力・機会
motivation, capacity,
opportunity

折衷主義

エリクソン
Erikson, Erik Homburger

ホワイト
White, Robert W.

デューイ
Dewey, John

リップル
Ripple, Lilian

リクソンやホワイトらの自我心理学。特にパールマンは問題解決アプローチを、自我心理学をケースワーク実践の行動原則に変換する1つのモデルと捉え、さまざまな自我心理学の知見を吸収していった。③反省的思考のプロセスを学習の過程として位置づけた、デューイの問題解決学習法。特に、学習は問題解決であると考え、生きることは問題解決の過程であると捉えたデューイの理論は、パールマンに大きな影響を与えた。④社会学における役割理論。パールマンは、問題解決過程でなされていく自我の訓練は、社会的な役割遂行に絡む諸問題解決の枠内で行われていくものと捉えた。⑤そして、役割遂行上の問題解決への大きな羅針盤となる「動機づけ・能力・機会」といった要素の裏づけについては、リップルらの功績に負うところが大きい。

B. 援助の方法

　ソーシャル・ケースワークを成立させるための構成要素としてパールマンが挙げた「4つのP」を通して、問題解決アプローチの援助の原則について考えてみることにしよう。

[1] 人（Person）
　「人（Person）」は、問題をもち、施設や機関にその問題解決を求めて来る人すなわちクライエントのことを指している。
　パールマンは、問題解決の主体は「潜在的な問題解決者」としてのクライエント自身であると考え、解決のプロセスにおいて変化していく存在、これまでのあり方を越え、絶えず生成し、変化しうる存在と捉えた。したがって、問題解決アプローチにおけるソーシャルワーカーの役割は、クライエントの可能性を信じ続けながら、問題に取り組むクライエントを側面から援助することである。

[2] 問題（Problem）
　「問題（Problem）」は、利用者と生活環境との間に生じている問題のことである。ソーシャルワークの過程において、まず問題を明確化しクライエント−ワーカーの間でそれを共有化することが必要となる。その過程において全体としての問題の特定の部分に焦点をあて（焦点化）、部分としての問題に切り分ける（部分化）ことが不可欠とされる。

［3］ 場所（Place）

「場所（Place）」は、ソーシャルワーカーが所属し、ソーシャルワークが具体的に展開される施設や機関のことである。

組織は通常、目的をもって設立されており、また地域性ももっている。そうした目的や地域性は、クライエントにもソーシャルワーカーにも、そしてソーシャルワークにも制約となってあらわれる。しかしそうした制約を明示することにより、現実的な限界の範囲をクライエントが理解し、受け入れていくことも大切である。

［4］ 過程（Process）

「過程（Process）」は、ソーシャルワーカーとクライエントとの間に築かれた信頼関係に基づいて進められる援助の過程のことである。

パールマンは専門職としての価値・知識・技能・能力を備えたソーシャルワーカーと、社会生活上の何らかの必要から援助を受けるに至ったクライエントとの間で展開される相互作用に強い関心を寄せた。

5. 課題中心アプローチ

A. 課題中心アプローチの概要

1972 年、シカゴ大学のリードとエプスタインは、『課題中心ケースワーク』[7]を出版し、「組織だった援助の過程」という概念を提示した。課題中心アプローチは、決して新しい技術を提唱しようとしたのではなく、既成の技術を再構成することにより、包括的かつ系統的で、より効果的な短期処遇の方法を模索し提示したのである。

リード
Reid, William James

エプスタイン
Epstein, Laura

彼らは処遇効果が同程度であるなら、援助に要した期間が短いほうが優れた援助方法であると考えた。リードとシャインの調査により、長期の処遇よりも短期の処遇のほうが優れた効果をもたらすという研究結果も出されている。

シャイン
Shyne, Ann W.

リードはコロンビア大学でホリスの指導を受け、大学院では類型学（typology）の研究を手伝ったとされる。ホリスはこの研究でソーシャルワーカーやクライエントの行動を類型化した。それに対してリードは問題の分類を行い、次の 7 つに類型化している[8][9]。

(1) 対人関係における葛藤

人と人の交わり（相互作用）の中で生じる摩擦であり、たとえば、親と子、夫婦などの間で生じる葛藤。

(2) 社会関係上の不満

人との関係で孤独に感じたり、他人に対して依存しすぎたり、あるいは積極性に欠けるといった、人との付き合いの中で感じる悩みや不満。

(3) フォーマルな組織との問題

福祉のサービス機関や病院、学校などフォーマルな機関とのかかわりの中で生じるいろいろなトラブル。

(4) 役割遂行における困難

課せられた社会的役割、たとえば、会社の中での役職であるとか、学生としての役割といったいろいろな役割を遂行する困難。

(5) 社会的な過渡期の問題

社会的状況が変化することによって生じるもので、たとえば、何らかの事情で家族と別れ見知らぬ土地で暮らさなければならないとか、新しい職責につくといった場合に生じる困難。

(6) 反応性の情緒的苦悩

あるできごとがきっかけとなって生じる不安や抑うつ状態、たとえば、夫を突然失い極度に落ち込むというような場合。

(7) 資源の不足

経済的な問題、住む場所がない、医学的治療を受けることができないといった必要な資源が不足している場合。

また、問題を選択する際には、次の3つの原則に配慮する必要がある。①クライエントが認める問題であること、②クライエントが自らの努力で解決できる可能性のある問題であること、③具体的な問題であること。

B. 援助の方法

課題中心アプローチは、クライエントが自発的に援助を求めてきたり、他の機関から紹介されてきた時点から援助がスタートし、その後のプロセスは4つのステップを経て展開する[10]。

[1] ステップ1―ターゲット問題の明確化と選択

まず第1ステップでは解決すべき問題を明確化し、分類した上で優先順位をつけ、多くても3つまでに課題を絞り込む。その際に、前述の問題選

択の3つの原則が考慮される。優先順位づけは、基本的にクライエント自身が考える順位が尊重される必要がある。ただしその順位づけが、紹介機関の考える優先順位と異なる場合もある。そこでどのように折り合いをつけていくかが、ワーカーの力量の問われるところである。

[2] ステップ2―契約

　第2のステップは、クライエントとソーシャルワーカーとの間で契約を結ぶことである。ターゲットとする課題を絞り、解決の優先順位が確定したら、処遇目標・処遇期間や面接の回数・処遇計画およびワーカーの課題を明確化した上で説明を行い、合意が得られたら、契約を結ぶことになる。

　このステップにおける作業は、単なる契約の締結だけが目的ではなく、クライエントとともに課題を明確化し、目標を定め、計画を確定していくプロセスを通して、問題解決へのモチベーションを高め、さらに処遇効果を高めることにもつながるのである。

[3] ステップ3―課題の遂行

　第3ステップは、問題解決を実行する段階であるが、ここでの作業はクライエントとワーカーとの共同作業であることが重要とされる。エプスタインはこのステップにおける作業を次の5つに分類している[11]。

　(1) アセスメント
　(2) 援助方法の創出
　(3) 関係者や関係機関の協力を得るための交渉
　(4) 意思決定
　(5) 実行

　さらに、(5) の実行を、①課題の設定、②課題遂行の支持、③検証、④モニター、⑤契約の更新、という5つの作業に分けている。

[4] ステップ4―終結

　課題中心アプローチは、短期処遇による問題解決がその特徴となっている。援助の初期段階で結ばれる契約において、援助の期間や面接の回数なども含むスケジュールを組み込むことにより、終結の時期が明確に定められている。もちろん、問題解決の進捗状況によって計画が修正され、契約内容が変更になることもあるが、現実生活において存在する時間的・空間的な制約を意識した処遇のあり方は、問題解決アプローチからの影響とも考えられる。

6. 危機介入アプローチ

A. 危機介入アプローチの概要

リンデマン
Lindeman, Erich

キャプラン
Caplan, Gerald

危機理論
crisis theory

　危機介入アプローチは、リンデマンとキャプランらによって構築された「危機理論」を、危機状態にあるクライエントへの援助のために導入したものである。

　リンデマンは、ボストンにおける大火災で死亡した被災者の家族の悲嘆反応について調査し、悲しみから回復するプロセスを研究し、危機理論の基礎を作った。その後、精神分析医のキャプランは危機解決とその後に起こる適応段階での社会資源の役割の重要性を指摘し、地域精神活動における予防精神医学としての危機介入の方法を発展させていった。

フィンク
Fink, Steven L.

　フィンクは、危機的な状況に陥った人がたどる特有の心理過程を4つに分類し、次のような段階プロセスのモデルを提示した。

[1] 衝撃の段階

　危機に直面した直後で心理的ショックを受ける時期である。強い不安が生じ、混乱した行動をとり、パニック状態に陥ることもある。この段階ではまず、あらゆる危険からその人を保護することが大切である。

[2] 防御的退行の段階

防衛機制
defence mechanism
精神分析学派独自の概念
で、自己を脅威にさらす
不安から回避するために
働く心のメカニズム。

　現実の危機的な状況に直面することに耐えきれず、自己を守るために「逃避・否認・退行」といった防衛機制が働く。したがって、表面的には、無関心に見えたり、落ち着いているように見えることもあるが、無理に現実を直視させたりせず、周囲の人は心理的なサポートを行い、心理的安全を保障することが大切である。

[3] 承認の段階

　防御的退行の段階を経て落ち着きを取り戻し、徐々に現実へ向き合おうとする時期である。怒りや悲しみ、無力感が生じたり、ふたたび不安や混乱などが起きることもあるが、適切なサポートを行うことにより、次第に現実に目を向けることができるようになってくる。そこで表出された怒りや悲しみなどを周囲の人が受容し、励ますことにより、現実を受け入れる

援助を行うことが大切である。

[4] 適応の段階

現実を受け入れ、積極的に建設的な方向へと目を向けられるようになる段階である。現実の状況を認識し、将来を見据えて新たな目標に向けて再出発し、以前のような悲嘆から解放され、不安も減少していく。

B. 援助の方法

ソーシャルワークにおける危機介入アプローチの方法については、さまざまな研究が行われているが、ここでは南彩子[12]による論考を参照しながら、このアプローチにおけるソーシャルワーカーの役割を考えてみることにしよう。

[1] 感情の表出と受容

危機状況に陥ったときに感情のバランスを崩すのは珍しいことではなく、気が動転したり、苦悩したりするのは人間として当たり前のことであり、決して異常ではない。そこでまずソーシャルワーカーは、クライエントにそのことを明確に理解させることが必要である。その際に大切なことは、クライエントにその状況とそれに伴う感情を十分に表出させることである。特に悲しみや喪失感、不安感、絶望感などをできる限り吐き出してもらい、ワーカーは時間をかけてそれを聴き、受容・共感することを通して、心理的サポートを行うことが大切である。

[2] 危機状況の理解

危機状況にあるクライエントは、現実を受けとめ、考える余裕を失っている。そこでワーカーは、クライエントがおかれている状況を認知させていくために、危機の引き金となった出来事や現在起こっている危機の状況、今問題になっていることなどを整理し、明確にしていくことが必要となる。そこで現在の状況について否定したり、事実を歪曲して知覚したりせず、どんな事実でもそれを受けとめていかなければならないことを示していく。

[3] 適応へのサポート

これまでの生活を変更し、新たな適応をしていくことは大変であるが、生活を継続しながら、少しずつ立て直していくことが必要であることを理解させ、周囲に支援体制（ソーシャルサポート・システム）を作り上げて

83

いく。そのためにソーシャルワーカーは、地域社会の支援システムに関する情報を把握し、必要に応じて調整を行い、それをクライエントに提供することも大切である。

[4] コーピングの検討

今までどのような対処機制（コーピングメカニズム）をもって危機を乗り越えてきたのかについて、クライエントと話し合う。そして、今回も同じように対処できるのかどうかを検討し、できないのであれば、新たなコーピングの方法を獲得できるようにソーシャルワーカーが援助することが必要となる。また、同じような危機を経験した人びとで構成されるサポートグループを利用できるように働き掛けるのも1つの方法であろう。

7. 行動変容アプローチ

A. 行動変容アプローチの概要

ワトソン
Watson, John Broadus

行動主義心理学

行動療法アプローチ

ワトソンに始まる行動主義心理学から生まれた行動理論や学習理論を基礎に行動療法が開発された。その行動療法を、伝統的なケースワークへの批判に呼応する形で導入したのが、行動変容アプローチであり、行動療法アプローチと呼ばれることもある。

その後、ソーシャルワークの折衷化・統合化が理論面でも実践面でも急速に進み、現在では行動変容アプローチがケースワークの一アプローチという捉えられ方はあまりされなくなってきている。しかし、ソーシャルワークの理論と援助技術を支える重要な概念として、行動理論および学習理論が今も位置づけられていることに変わりはない。

そこで行動変容アプローチに導入された、3つの主な学習理論について紹介しておこう。

[1] レスポンデント条件づけ（古典的条件づけ）

パブロフ
Pavlov, Ivan Petrovich

「パブロフの犬」で知られる、ロシアの生理学者パブロフが提唱した学習理論で、これは後に「古典的条件づけ」と呼ばれることになる。

犬に餌を与える際に同時にメトロノームの音を聞かせる。これを何度も餌を与えるたびに繰り返していくうちに、犬はメトロノームの音を聞いた

だけで唾液を分泌するようになる。これは、犬にとってもともと無関係であった餌とメトロノームの音との関係が、反復学習によって「強化」されたのであり、その結果、メトロノームの音を聞いただけで唾液を分泌するという「条件反応」が引き出されたのである。

このような条件づけを人間行動の研究に導入したのがワトソンであり、彼は「心理学を科学に」というスローガンのもと、「意識なき心理学」を提唱し、行動主義心理学を誕生させた。

[2] オペラント条件づけ

ワトソンの行動主義を批判的に継承する形で生まれたのが、新行動主義である。その旗手の1人であるスキナーは、古典的な条件づけを「レスポンデント条件づけ」と呼び、新たに「オペラント条件づけ」を提唱した。

スキナーは、バーのついた箱を用意し、箱の中に入れられたネズミがバーに触れると、餌が出てくるような仕掛けを作った。この箱に空腹状態のネズミを入れると、最初は無秩序に動き回るうちに偶然バーに触れ、餌を手に入れることに成功するが、それを何度か繰り返していくうちに、箱に入れられてからバーに触れるまでの反応時間が短縮されていった。つまり報酬（餌）によって、ネズミがバーを押すという行動を学習させることに成功したのである。これをオペラント条件づけと呼ぶ。

[3] 観察学習

観察学習は、他者の行動を観察することにより学習し、それを真似したり、同様の行動を行ったりすることである。観察した内容を模倣するかどうかは、報酬の与え方に大きく左右されるが、報酬は周囲からの賞賛や支持や物品など、その内容や対象者の欲求や嗜好などによりさまざまである。

しかしバンデューラは、観察学習は強化だけでは説明できないとして、社会的学習理論を構築した。

B. 援助の方法

行動変容アプローチも、ソーシャルワークの基本的な処遇過程を踏んで展開される。そこで津田耕一による分類を参考にしながら、プロセスごとの行動変容アプローチの方法を見ていくことにしよう[13]。

[1] アセスメント
①問題の明確化

スキナー
Skinner, Burrhus Frederic

レスポンデント条件づけ

オペラント条件づけ

バンデューラ
Bandura, Albert

社会的学習理論

まず、問題を観察可能で具体的な行動として明確化する。また、問題行動が本当に問題であるのか、その妥当性も検証する。

②ベースライン測定

問題が明確化されたら、それがどの程度起こるかを測定し、記録する。そして、その行動がいつ、どこで、どのような状況の下で起こり、周囲の反応はどのようなものであるかも併せて観察する。

③機能分析

問題がどのような行動からなっているのか、どうしてそれらの行動があるのか、それらの行動と環境との関係はどうなっているのかといった行動の仕組みを知る。

なお、行動療法をソーシャルワークにおいて展開する場合、社会的要因や家族関係、所属する集団の規範など、間接的な行動に影響を及ぼしている要因にも注目することが必要である。

[2] 援助計画の作成

①目標の設定

問題が明確になり、その程度も観察できたら、次に目標の設定を行う。目標設定は具体的な行動として定義する。

②介入技法の選択

機能分析をもとに、適した介入技法を選定する。技法はいくつかの技法を組み合わせて採用することも有効であり、そのほうが一般的である。

③介入計画の作成

介入技法をどのような順序で行うのか、社会資源をどのように活用していくのかという手順を明らかにする。

[3] 介入

上記の計画に基づき、ソーシャルワーカーあるいはクライエントの家族が援助を実行する。介入の際には常にモニタリングを行う。

[4] 評価

評価において、目標が達成されたかどうか、どのような介入プロセスがクライエントの問題解決に貢献したかなどを調べ、検討する。

[5] 終結

望ましい行動が強化され、当初の目標が達成されたら、意図的に導入されていた先行事象となる手がかりを減らしたり、強化の頻度や強さを減ら

すことで、クライエントが自ら行動の維持を図っていけるようにする。

[6] 追跡調査

　援助が終了して一定期間が過ぎたら、介入を行った行動がどの程度維持されているかを調べる。再度介入が必要な場合は、アセスメントの段階へとフィードバックしていく。

8. エンパワメント・アプローチ

A. エンパワメント・アプローチの概要

　ソーシャルワークにおいてエンパワメントの概念を最初に導入したのは、ソロモンであるといわれている[14]。彼女は、黒人に対するソーシャルワークの過程と目的としてエンパワメントを概念化し、パワーの欠如に気づき、パワー問題の分析をすることを前提とし、否定的価値づけをされた個人あるいはグループが経験するパワーブロックを克服する方法であると捉えた。

　ソロモンのモデルを、抑圧を経験しているすべての人びとに適用したのがリーである[15]。彼女は、エンパワメントの3つの構成要素を以下のように措定した。①より積極的で潜在的な自己の発達（自己効力性）、②その人を取り巻く環境の社会的、政治的現実のより批判的理解のための知識と能力の発達（批判的意識）、③個人あるいは集団の目標を達成することを促進する資源と戦略とより機能的なコンピテンスの発達と養成[16]である。

　エンパワメント・アプローチでは、「すべての人間が困難な状況においても潜在的な能力と可能性を持っている」と同時に、「すべての人間が、パワーレスネス（無力化）の状況に陥る危険性を持っている」ことの2点を前提とする。エンパワメント・アプローチにおけるパワーとは、単なる外在的な権力を指しているのではなく、個人と社会との相互関係を形成し、それぞれの自律性に関与する力動を支配するメカニズムを指す[17]。具体的には次の4つが問題となるパワーと考えられる[18]。
①自分の人生に影響を行使する力
②自己の価値を高め、それを表現する力
③社会的な生活を維持・統制するために他者と協働する力

エンパワメント
empowerment

ソロモン
Solomon, Barbara Bryant

リー
Lee, Judith A. B.

④公的な意思決定メカニズムに関与する力

B. 援助の方法

コックス
Cox, Enid Opal

エンパワメント・アプローチの構成要素として、コックスとパーソンズは以下の 10 項目を挙げ、エンパワメント・アプローチに関する議論を総括している[19]。

パーソンズ
Persons, Ruth J.

①クライエント自身による問題の定義を採用する

②クライエントの「強さ」を見極め、これを強化する

③クライエントが持つ階級や権力に関する意識を高める

④エンパワメントを志向する関係において、クライエントが自分の力を自覚できるような経験を促す

⑤クライエントを変化の過程に引き込む

⑥協働、信頼、権限の共有に基づく援助関係を基盤にする

⑦集団化された行動を利用する

⑧相互支援やセルフヘルプのネットワークやグループを活用する

SST
social skills training

⑨特効性のあるスキル（たとえば問題解決技法、SST）の習得を促す

⑩社会資源を動員し、クライエントのための権利擁護を行う

つまりエンパワメント・アプローチは、クライエントが主体となり、集団的経験を通して、態度・価値・信念の変容を図り、批判的思考や問題解決行動のための知識や技能を習得し、クライエントの「強さ」を強化することを目指す[20]。

ギテレッツ
Gutiérrez, Lorraine M.

ギテレッツはクライエントのパワーを増強する技法として、以下の 5 つを挙げている[21]。

①クライエントの問題の定義を受け入れる

②既存の強さを認め、それを増強していく

③クライエントのおかれている状況のパワーを分析する

④特殊なスキルを教える

⑤資源を動員しクライエントのためにアドボケイトする

また、リーはパワーを増強するスキルとして、次の 5 つを挙げている[22]。

①クライエントの思考を促進するスキル

②動機づけを支持するスキル

③精神的安寧と自尊心を維持するスキル

④問題解決を豊かにし、自己指南を促進するスキル

⑤社会変化を促進するスキル

エンパワメント・アプローチは、理論的体系化が図られている途上にあ

り、今後もさらに実践・理論の両面で発展していくことが期待されるアプローチである。

9. その他のアプローチ

A. 解決志向アプローチ

ミルトン・エリクソンのブリーフセラピーを学んだシェイザーとバーグがそれを発展させ、解決志向ブリーフセラピーを考案した。そのセラピーの技法が教育や福祉分野における相談援助にも活用されるようになり、解決志向アプローチと呼ばれるようになった。

このアプローチの発想は、シェイザーとバーグが遭遇した解決困難なある家族のケースがきっかけになったといわれている。相談に訪れたその家族はばらばらで、お互いの話に割り込みながら 27 にもおよぶ問題を挙げた。家族の意見はまったく一致せず、どれ 1 つとして解決の糸口が見つかりそうになかった。そこでシェイザーたちは、「次回までに、家庭の中で起きたことのうち、また起こって欲しいと思える出来事に注目するように」という指示を出した。その 2 週間後に再び面接を行ったところ、その家族は「問題はすべて解決しました。私たちはとても仲よくやっています」と答えたという[23]。

エリクソン
Erickson, Milton H.

ブリーフセラピー

シェイザー
Shazer, Steve De

バーグ
Berg, Insoo Kim

解決志向ブリーフセラピー
solution focused brief therapy

[1] 解決構築と基本姿勢

そのような経験からシェイザーとバーグは、問題と解決は関係ない、問題の原因を追及するよりも、解決のイメージをクライエントが作り上げていく「解決構築」こそが重要であるという考えにいたった。

このアプローチでは、クライエントこそが問題解決のエキスパートであり、ワーカーは「無知の姿勢」を基本的態度とし、クライエントがもっている「解決のイメージ」や「解決のリソース（能力、強さ、可能性等）」を教えてもらうというワン・ダウンの姿勢を維持する。

無知の姿勢
not knowing position

ワン・ダウンの姿勢
one down position

[2] 特徴的な質問技法

面接では独自の質問技法が用いられるが、いずれもクライエントが問題そのものから解決イメージへと焦点を移すことを促すことにつながる。そ

の例として、クライエントの解決イメージを促進させる「ミラクル・クエスチョン」、現在の状況や解決の見通しを0から10までの数字で評価してもらう「スケーリング・クエスチョン」、問題が解決した後の生活を想像してもらい、過去・現在から将来へと視点を向けさせる「サポーズ・クエスチョン」、困難な問題を抱えながらもどうにか切り抜けてきた過去の状況を振り返り自信を与える「コーピング・クエスチョン」などがある。

B. ナラティブアプローチ

社会構成主義
social constructionism

　ナラティブアプローチは社会構成主義を理論的基盤とする。社会構成主義は、伝統的な科学主義や実証主義を批判し、「現実は社会によって構成された産物」であり、人びとは言語によってそれを共有しているという認識論に立っている。

フーコー
Foucault, Michel

ホワイト
White, Michael

エプストン
Epston, David

　フーコーの思想を家族療法に取り入れたホワイトとエプストンは、クライエントが人生を否定的に捉え、変えられないものと信じ込んでいる「ドミナント・ストーリー」に注目した。ワーカーとの対話を通してクライエントにそれを気づかせ、解体し、それに代わる物語として肯定的な「オルタナティブ・ストーリー」を作り上げ、人生を再構築していくように促していく。

　このアプローチにおいてワーカーは指導者や治療者ではなく、クライエントのストーリーの共著者あるいは編集者としての役割を担う。

C. 実存主義アプローチ

実存主義
existentialism

キルケゴール
Kierkegaard, Søren
Aabye

現象学
phenomenology

ブラッドフォード
Bradford, K. A.

ワイス
Weiss, D.

クリル
Krill, Donald F.

方法論
methodology

　実存主義思想のさきがけといわれるキルケゴールは、人間を抽象的・観念的にではなく、個別の具体的な現実存在から捉え直すことの重要性を説いた。その理念は、サルトルの「実存は本質に先立つ」ということばに集約されるように、さまざまな展開を見せる実存主義の共通基盤となっている。そして理性や人間性といった普遍的本質からでは捉えられない、人間の実存に迫る方法として現象学の方法論が用いられる。

　こうした実存主義の理念をもとに実践されるソーシャルワークを広く実存主義アプローチと呼ぶが、主に1960年代から北米を中心に、ブラッドフォード、ワイス、クリル[24]らによって展開された。

　ただし実存主義的実践を基礎づける現象学は、体系的な1つの方法ではなく、自身の根拠さえもたえず批判的に捉え直そうとする方法論である。したがって、その方法論をとる実存主義アプローチは、体系的な援助理論

の構築にとどまらず、さまざまなアプローチにおけるクライエントとワーカーとの対人関係の考察に深く貢献することが期待される。

注)
(1) Hamilton, G. "The Underlying Philosophy of Social Casework", *Family*, 18. 1937.
(2) ホリス，F. 著／本出祐之・黒川昭登・森野郁子訳『ケースワーク―心理社会療法』岩崎学術出版社，1966，p.7.
(3) ロバーツ，W. R.・ニー，R. H. 編／久保紘章訳『ソーシャル・ケースワークの理論―7つのアプローチとその比較 I』川島書店，1985，p.34.
(4) 前掲書 (2)，pp.101-166.
(5) 前掲書 (3)，pp.75-129.
(6) Perlman, H., *Social Casework: A Problem-solving Process*, Chicago & London: The University of Chicago Press, 1957.
(7) Reid, W. J. & Epstein, L., *Task-centered System*, Columbia University Press, 1972.
(8) 前掲書 (7).
(9) 芝野松次郎「課題中心ケースワーク」武田建・荒川義子編『臨床ケースワーク』川島書店，1986，pp.73-94.
(10) 芝野松次郎「課題中心ソーシャルワーク」久保紘章・副田あけみ編『ソーシャルワークの実践モデル―心理社会的アプローチからナラティブまで』川島書店，2005，pp.93-115.
(11) Epstein, L., "Brief task-centered practice", in Encyclopedia of Social Work, NASW, 1955, pp.315-316.
(12) 南彩子「ケースワークの理論（II）第1節―危機介入」久保紘章・高橋重宏・佐藤豊道編『ケースワーク―社会福祉援助技術各論 I』川島書店，1998，pp.101-106.
(13) 津田耕一「行動療法とソーシャルワーク」久保紘章・副田あけみ編『ソーシャルワークの実践モデル―心理社会的アプローチからナラティブまで』川島書店，2005，pp.73-92.
(14) Solomon, B. B., *Black Empowerment: Social Work in Oppressed Communities*, Columbia University Press, 1976.
(15) Lee, J., *The Empowerment Approach to Social Work Practice*, Columbia University Press, 1994.
(16) 久保美紀「エンパワーメント」加茂陽編『ソーシャルワーク理論を学ぶ人のために』世界思想社，2000，pp.107-135.
(17) 和木純子「エンパワーメント・アプローチ」久保紘章・副田あけみ編『ソーシャルワークの実践モデル―心理社会的アプローチからナラティブまで』川島書店，2005，p.212.
(18) Gutiérrez, L., Cox, E. O. & Parsons, R. J., *Empowerment in Social Work Practice: A Sourcebook*, Brooks/Cole Publishing Company, 1998, p.8（グティエーレス，L. M.，コックス，E. O.，パーソンズ，R. J. 著／小松源助監訳『ソーシャルワーク実践におけるエンパワーメント―その理論と実際の論考集』相川書房，2000）.
(19) Cox, E. O. & Parsons, R. J., *Empowerment-oriented Social Work Practice with the Elderly*, Brooks/Cole Publishing Company, 1994, p.39.
(20) 前掲書 (17)，p.214.
(21) Gutiérrez, L., Working with Women of Color: An Empowerment Perspective. *Social Work*, 35（2），1990，pp.150-152.
(22) 前掲書 (15)，pp.29-36.
(23) ディヤング，P. D.，バーグ，I. K. 著／玉真慎子・住谷祐子・桐田弘江訳『解決のための面接技法―ソリューション・フォーカスト・アプローチの手引き　第2

版』金剛出版，2004, p.30.

(24) クリル，D.「第11章　実存主義」，ターナー，F. J.　編，米本秀仁監訳『ソーシャルワーク・トリートメント―相互連結理論アプローチ　上』中央法規出版，1999.

参考文献
● 相場幸子・龍島秀広編『みんな元気になる対人援助のための面接法　解決志向アプローチへの招待』金剛出版，2006.
● アギララ，D. C. 著／小松源助・荒川義子訳『危機介入の理論と実際―医療・看護・福祉のために』川島書店，1997.
● 加茂陽編『ソーシャルワーク理論を学ぶ人のために』世界思想社，2000.
● 久保紘章・副田あけみ編『ソーシャルワークの実践モデル―心理社会的アプローチからナラティブまで』川島書店，2005.
● 久保紘章・高橋重宏・佐藤豊道編『ケースワーク―社会福祉援助技術各論Ⅰ』川島書店，1998.
● 小島操子『看護における危機理論・危機介入（改訂2版）―フィンク／コーン／アギュレラ／ムース／家族の危機モデルから学ぶ』金芳堂，2008.
● 武田建・荒川義子編『臨床ケースワーク』川島書店，1986.
● 三原博光『行動変容アプローチによる問題解決実践事例』学苑社，2006.
● 柳澤孝主編『臨床に必要な社会福祉援助技術―社会福祉援助技術論』弘文堂，2006.
● 山勢博彰『救急患者と家族のための心のケア―精神的援助の実際』メディカ出版，2005.
● ワトソン，ジョン B. 著／安田一郎訳『行動主義の心理学』河出書房，1968.

ジェネリックポイント

この章で紹介された精神分析学や行動主義心理学の他に、ソーシャルワークに影響を与えた人間科学または心理学にはどのようなものがありますか？

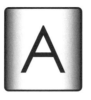

人間性心理学は、精神分析学派、行動主義に続く勢力として、自らを「第三の潮流」と称しました。人間性心理学は、健康な人間が成長し、より健康的になることに焦点を置いた心理学の研究を奨励し、その旗手の1人であ

マズロー
Maslow, Abraham
Harold

ロジャーズ
Rogers, Carl Ransom

るマズローは、欲求段階説の提唱者として広く知られています。

　また、わが国では心理カウンセリングの創始者として知られるロジャーズもその代表者の1人です。ロジャーズは大学院生時代から児童相談所のインターンとして相談業務に携わり、卒業後も児童相談所で臨床経験を重ね、非指示的療法（のちにクライエント中心療法と改称）の経験的基盤を築きました。ランクの意志療法の流れを汲んでいるロジャーズの理論は機能的アプローチにさまざまな影響を与えたと言われています。

診断派と機能派との対立の基礎となった、フロイトとランクの理論はどのような点で見解が分かれるのでしょうか?

もともとランクはフロイトの愛弟子とされ、10年間にもわたりお互いに信頼し尊敬し合っていました。フロイトは乳幼児期における経験が後のパーソナリティ形成に重大な影響をもたらすとする決定論的な見解を示していましたが、ランクはそれをしりぞけました。また、フロイトは父と息子との関係に焦点を当てることが多かったのに対して、ランクは母親と子どもとの関係に注目しました。また、フロイトの理論は治療者の役割を重視するとともに、クライエントの「過去」に注目しましたが、ランクは出生時から「将来」の死までを見据え、「過去」に固執することはあまりありませんでした。治療もフロイトのように「治療者中心」ではなく、「クライエントと治療者との関係」こそが重要であると考えました。

▎理解を深めるための参考文献

- ●川村隆彦『ソーシャルワーカーの力量を高める理論・アプローチ』中央法規出版, 2011.
  ソーシャルワークの理論・アプローチを、豊富なイラストや概念図を用いて入門者にもわかりやすく紹介している。
- ●柳澤孝主編『臨床に必要な人間関係学』弘文堂, 2007.
  「関係性」を重視する「人間関係学」の方法論から、福祉臨床へのアプローチを試みた一冊。

　日本人はとかく「批判」を避けたがる傾向にあるようだ。時として批判は道徳的に慎むべきこと、あるいは許されないこととして扱われることさえある。しかしそれらの主張の多くは、批判と否定との混同に由来しているようである。否定はその人の見解や生き方、場合によっては存在そのものを認めないことであるが、批判は本来その人の存在を認め、できる限りを受け入れようとすることが前提となるのである。自分と相手とのつながりや共通点にだけ目を向け、違いや相違点には目をつぶるというのでは、相手のすべてを理解し、受け入れることを最初からあきらめているに等しい。

　実存主義哲学者ヤスパースは、「実存的交わり」を「愛しながらの闘争」と表現したが、他者と真剣に向き合い、心の底から理解し合うことを望むなら、決して相手との違いや相違点を無視することはできない。そこにこそ、「批判」の建設的な意味があり、正しく批判し、また正しく批判を受け入れる能力を身につけることが、社会の一員として求められるのである。

　エンパワメント・アプローチをはじめとするソーシャルワークの論考の中で、しばしばクライエントの社会的成長や自立を促す意味で、批判精神の養成や批判的視点の獲得の重要性が指摘される。それは決して、他人を否定してでも生き残っていこうとする強い精神力の育成といった類のものではないことは言うまでもなかろう。

ヤスパース
Jaspers, Karl Theodor
1883 ～ 1969

第6章 相談援助の過程

1

社会福祉の援助は、「過程」という
時間的な流れの中で行われるものである。
援助に不可欠な要素である過程について、
その意味を探る。

2

相談者とソーシャルワーカーとの出会いの場面における
「アウトリーチ」の技法を理解し、
潜在的ニーズを掘り起こす必要性を知る。

3

援助の開始期における「インテーク」
「アセスメント」「プランニング」の目的や方法、
留意点などについて理解を深める。

4

援助の展開期における「インターベンション」
「モニタリング」の目的や方法、
留意点などについて理解を深める。

5

援助の終結期における「エバリュエーション」
「ターミネーション」「アフターケア」の目的や方法、
留意点などについて理解を深める。

1. 援助過程の意義

A. 過程とは何か

知識

技術

価値

　今日の社会福祉援助活動は、専門的な知識や技術、価値をもって、何らかの問題を抱えた個人・集団・地域社会などを対象に展開する「専門的な活動」と理解されている。言い換えれば、専門的な知識や技術、あるいはそれらを支える価値というものが、専門的援助の要素となっているということである。しかし、専門的援助の要素はそれらに限定されるものではない。その他にも、援助者としての役割をソーシャルワーカー自身がしっかりと自覚することが必要となる。ソーシャルワーカーは、①相談援助者、②支援者・弁護者、③管理者・保護者、④仲介者・調停者、⑤ネットワーカー、⑥ケースマネジャー、⑦エデュケーター、などの役割を担うものである[1]。それらの役割をソーシャルワーカーが自覚し、当該ケースにおいて適切な機能を果たしていかなければならない。さらにソーシャルワーカーは、もう1つの重要な要素を確認しておく必要がある。それは援助活動における「過程」であり、その過程をソーシャルワーカー自身がどのように捉えているかという点である。

援助者としての役割

過程
process

　過程とは、物事が変化し進行して、ある結果に到達するまでの道筋をいう。つまり「時間的経過」である。この時間的経過は、決しておろそかにできない重要な意味を持つ。たとえば、家を建てる際の作業過程を考えてみよう。まず建物の配置と基準となる高さを確認しなければならない。建物の配置図を確認しながら要所に杭を打ち込み、そのポイントを縄で結んで建物の外郭をつくっていくのである。次に地盤調査が行われ、丈夫な地盤がつくられていく。そして、基礎工事、上棟、屋根工事、内・外装工事、竣工といった流れを辿るのである。丈夫で長持ちする家を建てるためには、綿密な調査に基づいてつくられる強固な土台が必要であり、その土台をベースに精密な設計プランが活かされるというものであろう。

　さて、援助活動はどうであろうか。ケースワーク（個別援助技術）やグループワーク（集団援助技術）、あるいはコミュニティワーク（地域援助技術）など、どれを取り上げても基礎づくりを手始めに援助計画を実行するという手順は共通している。通常の援助活動では、まず援助対象者に関する情報を収集し、それを整理し問題を浮き彫りにする必要があろう。こ

れが援助活動の土台である。そしてその土台の上に、明確にされた問題を解決するための具体的な目標や計画が立てられる。次いで、定められた計画通りに援助が実行され、援助活動の振り返り作業を経て、終結に至るのである。

　社会福祉援助実践は、ある意味において、結果ではなく過程を重視するといわれる。それは援助対象が人間であることと深くかかわりがあり、援助実践の価値に関連している。より具体的にいえば、「援助実践は、どのような手続きを経て、その結果何が得られたのかを重視する。民主的プロセスの手続きを踏むこと自体が大切で、結果は二義的ともいえる。民主主義や平等、個人の尊重、変化の可能性といった人間や人間社会に対する深い敬愛と理解を前提にしているからこそ、結果のみを追い求めるのではなく、どのような手続きを経てどのように変化したのかを重視する」[2]ということである。援助過程において必要とされる「契約」「同意」「参加」などについても同様のことがいえる。それらは個の尊重という価値に裏づけられた援助の手続きである。人間は意思を備えた個的存在として尊重されなければならず、援助実践においてはその理念に裏づけられた援助展開の手続きが必要となるのである。援助の過程は、機械的に区切られた時間の分割ではなく、問題の性質や、援助方法・理念や価値、知識といった諸要素を含むところの援助の流れや手続きを指しているのである[3]。ここに過程を重んじる理由が存在するといってよい。

　以上を踏まえた上で、相談援助の入り口段階である相談者とソーシャルワーカーとの出会いの場面について考えてみよう。

民主主義

平等

個人の尊重

変化の可能性

B. 相談者との出会い

　私たちは、その生活の中で、さまざまな困難に直面する。何らかの問題を抱えたときに私たちは、経験や能力を活用し可能な限り自分の力で解決しようとするものである。しかし、それが難しいと判断すると、身近な人びとに助けを求め解決を図ろうとする。それでもなお問題の解決が困難であった場合、相談機関などの社会資源に援助を求めるものであろう。ソーシャルワーカーは、まずこの点に注意を払う必要がある。

　さて、援助は相談者とソーシャルワーカーとの出会いから始まる。これまで各種相談機関のソーシャルワーカーは、問題を抱えた者からの申請を待つケースが多くあった。しかし、それでは援助を受けることに消極的な者や拒否的な感情を抱く者のニーズを発見することは困難である。加えて、潜在的ニーズを掘り起こすことなど不可能である。そのような本人が自覚

潜在的ニーズ

しつつも表明されないニーズ、あるいは本人の自覚はないが客観的にみて解決が必要とされるニーズなどを表面化させていくことも大切な作業である。そこで有効な技法として「アウトリーチ」がある。アウトリーチとは、接触困難な者に対し、ソーシャルワーカーの責任において行われる積極的な介入をいう。つまり、本人の持つ問題を意識化させ、その問題を解決・緩和していくための方法や具体的なサービスを知らせるということである。

　たとえば、配偶者からの暴力を受けている女性がいる。彼女は日々、苦しみや悲しみを耐え忍び生きている。しかし周囲に相談することはない。相談機関に出向くことなど考えられない。この場合、彼女がニーズを自覚していようがいまいが、何らかの援助が必要であることは明白であろう。仮に彼女がニーズを自覚していたとしても、そのような問題を自ら進んで相談機関に持ち込むことには、かなりの勇気と相応の決意が必要となる。つまり、援助を必要とする者が公的機関をはじめ第三者に相談するということは、大きな不安を抱えながら幾重にも存在するハードルを乗り越えなければならず、生活に支障が生じれば即座に申請するといった単純な図式は成り立たないのである。ニーズの発見や把握には、地域社会の連帯とアドボカシーの機能を備えたソーシャルワーカーの積極的な姿勢が必要であることを理解できよう。

　本人が問題に気づき相談機関に出向く場合や、第三者によって相談機関に持ち込まれる場合、あるいはソーシャルワーカーが積極的な介入を行う場合など、相談者とソーシャルワーカーとの出会いの場面はさまざまである。出会いのかたちがどのようなものであるにせよ、援助はその場の思いつきではなく、時間的な流れや問題解決の状況を考慮しながら、科学的な手法をもって展開されなければならない。援助過程は、その対象や方法によって多少異なることが考えられるが、「問題発見の局面」「情報収集の局面」「情報分析の局面」「援助計画立案の局面」「援助計画実行の局面」「評価の局面」「終結の局面」から捉えることができる。ここでは、相談援助

（ソーシャル・ケースワーク）の過程を、①インテーク、②アセスメント、③プランニング、④インターベンション、⑤モニタリング、⑥エバリュエーション、⑦ターミネーション、⑧アフターケア、というプロセスから確認してみよう。

2. インテーク（受理面接）

A. インテークの目的と方法

　相談援助の過程において、最初のプロセスをインテークという。インテークは「受理面接」と呼ばれるが、単なる事務的な相談の受け付けではなく、相談者の不安や緊張の緩和、相談者の問題確認、援助機関の説明などを行う初期の面接を指し、その目的は「問題の把握」と「援助関係の形成」とに大別される。

　問題の把握にあっては、問題の概要を理解し、その問題の解決に当該機関が対応可能かどうかを判断するわけであるが、この段階での相談者は、問題の所在や問題の解決に活用されるサービス（社会資源）などについての理解が進んでいない。つまり、問題を抱えていることは事実であるのだが、何をどうすればよいのかわからず混乱している状態であるといえる。そのような相談者に対してソーシャルワーカーは、相談者自らが問題について語ることのできる機会や雰囲気を創造することに努めなければならない。そのためソーシャルワーカーには、相談者の言葉に積極的に耳を傾ける姿勢（傾聴）や受容的な態度が求められる。そのようなソーシャルワーカーの姿勢や態度が、結果的に信頼関係（ラポール）の形成へとつながり、徐々に相談者は自らの問題を語り始めるのである。

　また援助関係の形成にあっては、当該機関が提供できるサービスの説明を行い、目標や援助の進め方などを示し、相談者との合意を得ることが重要となる。その際には、相談者自らがサービスの提供を受けながら、問題の解決に主体的に取り組むことを明確にしておくべきである。なぜなら、ソーシャルワーカー主体の取り組みでは、一時的に相談者の利益を生み出すことはあっても、将来的に相談者の生活力を強めることにはならないからである。言い換えれば、相談者の他者依存を高め、彼らの持つ潜在的能力を発揮できない状況に追いやってしまうということである。援助関係において両者は対等な立場にあり、支えあう関係であることを自覚する必要があろう。

　インテークは1回から数回にかけて行われるが、受理を目的にした過程であるため、できる限り早期に終えることが望まれる。

インテーク
intake

受理面接

社会資源
social resource

傾聴
active listening

受容的な態度

ラポール
rapport

B. インテークにおける留意点

　前にも述べたように、相談者は大きな不安と緊張を抱えてやってくる。そのためソーシャルワーカーは、相談者が話しやすい環境を整えることに心を砕かなければならない。相談機関ではハード面において多くの制約が存在するが、たとえば机の配置を換えたり、室内に絵画や観葉植物などを飾ることによって、ある程度の改善は図られるであろう。

　また、ソーシャルワーカー自身の服装にも気を配る必要がある。服装だけではない。化粧やアクセサリー、香水などにも注意すべきである。ソーシャルワーカーの与える第一印象は、思いのほか相談者の意識に影響を及ぼすものである。

　さらには、ソーシャルワーカー自身の発する言葉にも注意したい。福祉サービスの理解が進んでいない相談者に対しては、難解な言葉の使用は避けるべきである。たとえば、専門用語や略語、外来語などがそれに該当する。そのような言葉は、相談者に不安を募らせることになりかねない。インテークの場面では、特に相談者への配慮に留意する必要がある。

3. アセスメント（事前評価・分析）

A. アセスメントの目的と方法

アセスメント
assessment
事前評価・分析

　アセスメントとは、相談者の抱える問題の解決やニーズの充足のために、どのような方法を用いて援助していくことが最適なのかを考えるための情報収集・分析・整理のプロセスである。つまり、相談者や家族、友人、地域社会などに関するさまざまな情報を収集し、問題の所在や背景、相談者の持つ長所や強さなどを評価することで、相談者の置かれている状況の全体像を理解するものである。情報の収集・確認にあっては、相談者の抱える問題の性質によって異なることも考えられるが、おおむね以下のような視点が挙げられよう[4]。

[1] 問題の特徴

（1）相談者は誰か、相談者の主訴は何か

主訴

　相談者自身が何を問題だと捉えているのかといった「主訴」を、ソーシ

ャルワーカーが理解することは重要である。ここで注意すべき点は、相談者の語った問題が必ずしも相談者の抱えている真の問題であるとは限らないということである。また主訴を理解するにあたって、相談者が誰かを明確にしておかなければならない。特に家族などを対象とした援助では、家族全体を援助の対象として捉えるのか、あるいはその中の1人が対象であって、家族は人的資源として捉えるのかなどを明らかにする必要がある。

(2) 問題の詳細

具体的には、ソーシャルワーカーが問題の開始時期や継続期間、問題の生じる頻度、問題の起きる時と場所について知るということである。これらの情報は、主訴を深めていく中で相談者から自然に語られる場合が多い。

(3) この問題についての相談者の考え、感情、および行動は何か

ソーシャルワーカーは、相談者の考えていることと、感情、行動との間にずれが生じることを認識し、相談者の心の奥底にある真の感情を理解しなければならない。

(4) この問題はどんな発達段階あるいは人生の転換期に起こっているか

相談者が直面している問題が、相談者にとってどのような意味を持つのかは、多くの要素から影響を受ける。ソーシャルワーカーは、その問題が、相談者の発達課題に照らし合わせ予測可能な範囲のものであったか、あるいは予想外のことであったかを、それぞれの相談者がその発達段階に対してどのように向き合っているのかを含めて考える必要がある。

(5) 相談者の日常生活にとって、この問題がどれほどの障害になっているか

ソーシャルワーカーは、相談者の抱える問題が日々の生活においてどのような障害を引き起こしているのかを理解するわけであるが、そのためには単に問題を知るだけではなく、相談者の生活様式や彼を取り巻くネットワークの状況などを含め包括的に判断する必要がある。

[2] 問題解決に関する事柄

(1) この問題を解決するために、どのような解決法あるいは計画が考えられたか

多くの相談者はソーシャルワーカーに相談するまでに、問題を解決しようとさまざまな試みをしているものである。相談者の相談に至る背景を理解することは、彼らを取り巻く資源の存在や彼らの持つ強さや長所などを知ることに役立つ。

(2) なぜ相談者は援助を受けようと思ったのか。相談者は援助を進んで受けようとしているか

相談者が自ら進んで援助を受けようとしているのか、あるいは強制的に相談を受けに来ることになったのかは、相談者の問題解決に対する動機づけを理解するために重要なことである。

(3) 問題が起きるのに関係した人、出来事があるか。もしあればその人または出来事は問題をよくしたか悪くしたか（他のストレッサーの存在）

相談者の抱える問題は、相談者を取り巻く人びと、あるいは人生での出来事とかかわりあっていることが多い。それらの人びとや出来事が相談者にとってストレスを増す要素となっているかどうかは、問題解決方法を考える際に考慮に入れるべき事柄である。

(4) この問題は相談者のニーズや欲求の何が満たされないために起こっているのか

ソーシャルワーカーは、相談者の何が満たされないために現在の問題を抱えるに至っているのかを常に考え、相談者からその内容を引き出していかなければならない。相談者の「ニーズ」と、ソーシャルワーカーの「相談者に必要な援助」を混同しないようアセスメントしていく必要がある。

(5) 誰が、どんなシステムが、この問題に関与しているか

相談者は多くの人間や組織など、環境の影響を受けて生活している。そのような人間や組織といったシステムは、相談者の問題の解決にプラスに働くものもあれば、マイナスに働くものもある。

(6) この相談者の持つ技術、長所、強さは何か—相談者の持つ資源

ソーシャルワークにおいて重要なことは、ソーシャルワーカーが「相談者は能力を持った存在」であることを理解し、相談者の持つ技術、長所、強さなどを見つけ、それらを援助の過程で活かしていくことである。

(7) どのような外部の資源が必要か

相談者にとって有益な働きをしている資源、相談者が必要としながらも満たされていない資源を明確にし、相談者に欠けている外部の資源が何かを見つけ出すことが必要である。「問題の明確化」「使用可能な資源に関する具体的な情報」「それらの資源を用いた場合に起こりうる変化」の理解が重要となる。

(8) 学校、医療、健康、精神医療に関するデータ

相談者が上記の領域と深くかかわっているときには、それらの領域における詳細なデータが必要となる。

［3］相談者の生育歴

（1）成長過程で起きた特記すべき事柄

相談者の記憶に強く残っている出来事は、彼の成長に少なからず影響を与えていると捉えることができる。信頼関係が形成された面接では、自然に相談者が自らの人生を語るケースが多い。

（2）家族、友人などの親しい人との関係─親しみの度合い。相談者がこれらの人びとをどのように捉えているか。相談者がこれらの人びとから受けた影響

相談者の親しい人との関係を知ることは、前に述べた「誰が、どんなシステムが、この問題に関与しているか」の情報と重なることもあるが、そうでないケースも多い。

（3）相談者の価値観、人生のゴール、思考のパターン

相談者の問題解決を考えていく際には「この解決方法は相談者の生き方や大切にしているものに沿った形であるか」を考慮しなければならない。相談者の生き方や大切にしているものが反映された援助計画は、相談者にとって受け入れやすく、かつ実行後の満足度が高まる。

　　以上、相談者に対するアセスメントの視点について概括したが、一方ではソーシャルワーカーが所属する組織（機関・施設など）のアセスメントも必要である。つまり、ソーシャルワーカーに求められているものを的確に判断し、所属組織で提供できるサービスの種類と範囲を考え、援助者としての自らの力量を評価するのである。そうすることが、その後の契約段階における相談者への支援にもつながっていくのである。

　　アセスメントの最終段階は「契約」であり、このプロセスを経ることによって援助関係が結ばれ、相談者は「申請者」から「サービス利用者」へと、その役割を移行していく。契約は、「誰」と「何」を「なぜ」、「どのような方法で」、「いかにしていくか」を明確にするものであり、相談者への援助（の過程）を個別化するといった重要な役割を担っている。契約時の確認事項としては、①援助のゴール、②援助の方法、③ソーシャルワーカーの役割、④相談者の役割、⑤サービスの条件、などが挙げられ、それらについて相談者とソーシャルワーカーとの共通理解が得られる場合に契約が成立する。しかし、相談者の意思が確認されなかったり、合意が得られなかったりする場合もあり、その時は、できる限りの助言を提供し、速やかに他機関への引き継ぎや紹介が行われる（リファーラル）。

契約
contract/engagement

リファーラル
referral

B. アセスメントにおける留意点

　情報の収集にあっては、プライバシーの保護に留意する必要がある。ソーシャルワーカーは、援助を展開するさまざまな局面において、相談者の個人的な生活や秘密に触れる機会が多く、それらの秘密を守ることによって、相談者は自らの問題について語ることができる。しばしばプライバシーを総合的に収集することが専門的な視点であるかのように語られることがあるが、そうではない。本来は相談者によって自発的に提示されたこと（語られたこと）のみが資料とされるべきであり、もし詳細が必要な場合は、相談者への説明と同意が不可欠なのである[(5)]。

　情報の収集は、基本的に相談者との面接を通して行われるものであるが、相談者の発する言葉だけではなく、声のトーン、表情、反応、心理状態などを観察することからも可能である。また本人のみならず、彼を取り巻く関係者（家族・友人・近隣の人びとなど）からも収集する必要がある。この場合にも、事前に相談者から同意を得ることが原則である。

マッピング技法

　情報の記録・分析においては「マッピング技法」が有効となる。マッピング技法とは、相談者の抱える問題を解決するために、問題や関係性を視覚的に捉える図式法であり、具体的には、①相談者とその周りの人びとや社会資源との間に存在する問題状況を平易な形で描き出す「エコマップ

エコマップ
ecomap

（社会関係地図）」、②三世代以上の家族にわたってみられる関係性の特徴を図式化する「ジェノグラム（世代関係図）」、③家族成員の相互交流における力関係、それを反映したコミュニケーション状況や情緒的交流を図式

ジェノグラム
genogram

化し、家族の問題状況を表現する「ファミリーマップ（家族図）」などが

ファミリーマップ
family map

挙げられる。

　契約段階においては、いうまでもなく援助を受けるか否か、あるいはどのサービスを選択するかなどの判断は、本質的に相談者にある（自己決

自己決定
self-determination

定）。この判断を可能とするためには、サービス情報が相談者に開示されることが必要であり、その情報には必ず説明責任（アカウンタビリティ）

アカウンタビリティ
accountability

が伴うことを忘れてはならない。そのような適切な説明義務が果たされてこそ、相談者のサービスに対する正確な理解や的確な選択・決定が実現する。特にこの説明－同意（知る権利、選択の自己決定権）のソーシャルワーカー－相談者関係における合意形成の過程を「インフォームド・コンセ

インフォームド・コンセント
informed consent

ント」といい、説明に基づく同意、知らされた上での同意などと訳されている。

　前述のように、契約は相談者の権利と深く関連するものであるが、近年

リスクマネジメント
risk management

ではリスクマネジメントの観点からも検討されるようになってきている。

リスクマネジメントとは、リスク（危機・危険）が起こる可能性、その可能性を生む要因や背景、また万が一リスクが生じた場合の対応などを観察・監視することをいう[6]。契約の内容を超えたサービスを提供することは、それがソーシャルワーカーの善意から生まれた行為であっても、場合によっては刑事責任や民事責任が問われることにもつながりかねない。特にソーシャルワークにおける契約では、何よりも信頼関係を構築することがリスクを回避する基本になると考えられるのである。

　なお、福祉サービスなどにおける契約の特質として、以下の点が挙げられている[7]。

①相談者に安易にリスクを転嫁することはできない。

②事業者の責任を不当に軽くする契約書の作成は認められない（消費者契約法の適用）。

③サービス提供過程（契約の履行の仕方）でリスクを管理するのが基本である。

④サービス内容を相談者にわかる形で示し、契約することが必要である。

⑤重要事項を明記した文書、サービス内容を具体的に示したケアプランを作成する。

4. プランニング（支援計画）

A. プランニングの目的と方法

　アセスメントの段階では、相談者に関する情報を収集・分析・整理し、問題の明確化が図られている。プランニングとは、アセスメントの結果を踏まえ、援助の具体的な方法を選定し、援助計画の策定を行うプロセスをいう。

プランニング
planning
支援計画

　まずは、援助目標の設定が行われる。通常、援助目標は「長期目標」と「短期目標」とに区分され、前者は将来的にどうなりたいかというビジョンを示し、後者は設定されたビジョンを具現化するために一定期間でクリアされるべき項目を表すものである。いうまでもないが、目標の設定にあっては、問題解決の優先順位（深刻度・影響度・緊急性・将来性など）や実現可能性を念頭に入れて考えられなければならない。次に、援助目標の達成に向けての具体的な方法が選定される。すなわち援助計画の立案であ

援助計画
本文中では「介護（予防）サービス計画」に触れているが、その他障害者総合支援法における「サービス利用計画」がある。障害福祉サービスの利用では、①サービスの種類、利用時間、内容などを含んだサービス利用計画を作成し、それに基づき②サービス事業者と契約を結ぶ、といった方法がとられる。サービス利用計画は、相談支援事業者に作成を依頼することができる。

ケアマネジメント
care management

要介護認定

一次判定

介護認定審査会

二次判定

地域包括支援センター

居宅介護支援事業所

ケアマネジャー
care manager

介護予防サービス計画

指定介護予防サービス等
居宅サービス計画

指定居宅サービス等

施設サービス計画

介護保険施設

る。立案にあっては、相談者の能力や問題の質・量によって異なるが、相談者が比較的取り組みやすいものや、早期に解決が期待できるものから順に展開することが原則である。

さて、一言で援助計画と表現しても、そのニーズや問題の性質によって、さまざまである。ここでは介護保険制度におけるケアマネジメントから、「介護予防サービス計画」「居宅サービス計画」「施設サービス計画」について確認しておこう。介護保険制度は、要介護認定過程と介護支援サービス過程に大別され、通常後者をケアマネジメントと称する[8]。要介護認定過程では、まず①本人や家族によって市町村などに対し要介護認定の申請が行われ、それに基づき②認定審査のための訪問調査（一次判定）、③介護認定審査会の開催（二次判定）を経て、④要介護度（非該当、要支援1・2、要介護1〜5）が決定される。一方、介護支援サービス過程では、①要介護認定を受けた者からの依頼を受けて、②地域包括支援センターの担当者、あるいは居宅介護支援事業所のケアマネジャーなどと、相談者やその家族との話し合いを通して、どのようなサービスを利用するのかを「介護（予防）サービス計画」として作成し、③その計画に沿ってサービスが提供され、④目標や計画の達成についての評価を行う、といった流れを辿るのである。

[1] 介護予防サービス計画

　地域包括支援センターの担当者がケアマネジメント過程で作成するものであり、居宅要支援者が介護予防のためのサービスを適切に利用できるようにするための計画をいう。作成にあっては、心身の状況や置かれている環境、本人や家族の希望などを勘案し、利用する指定介護予防サービス等の種類や内容、あるいは担当者などが定められる（介護保険法8条の2）。

[2] 居宅サービス計画

　介護サービス計画の1つ。居宅介護支援事業所のケアマネジャーがケアマネジメントの過程で作成するものであり、要介護者の在宅生活を支援するための計画をいう。作成にあっては、心身の状況や置かれている環境、本人や家族の希望などを勘案し、利用する指定居宅サービス等の種類や内容、あるいは担当者などが定められる（介護保険法8条24項）。

[3] 施設サービス計画

　介護サービス計画の1つ。介護保険施設のケアマネジャーがケアマネジメントの過程で作成するものであり、要介護者の施設生活を支援するため

の計画をいう。介護老人福祉施設、介護老人保健施設、介護医療院に入所している要介護者について、施設が提供するサービスの内容や担当者などが定められる（介護保険法8条26項）。

B. プランニングにおける留意点

　プランニングは、相談者の権利を基本に据え「エンパワメント」を意識しながら行われる。従来の医療・福祉分野では、援助内容を決定するのは援助者であり、その決定に従って患者・利用者が協力するといった関係性にあった（パターナリズム）。エンパワメントとは、そのような「専門職的権威－利用者的従順」の関係から脱却し、相談者が有している力を引き出し、相談者自身が積極的・主体的に問題の解決に取り組むことができるように働きかけることをいう。ソロモンは、エンパワメントを高めていく介入が、多くの場合、少なくとも次の4つのうち1つを持つと示唆している[9]。

①相談者が自分自身を「問題を変革していく主体」であるとみるよう援助する。

②相談者が実践者の知識や技術を活用するよう援助する。

③相談者が実践者を問題解決に努力していくに当たってパートナーであると認めるよう援助する。

④相談者が「無力化」を変化させられるものと認めるよう援助する。

　また、前述のアセスメントの視点でも触れたが、生活リズムやスタイル、人間関係、あるいは人生に対する態度や価値などを勘案することも重要であろう。つまり、相談者の個性を計画に反映させるということである。その意味において、計画の作成に相談者（とその家族）の参加は不可欠であり、そうすることでサービス主導ではない相談者本位の計画が策定されるのである。相談者本位とは単に相談者の意向（要求や欲求）そのままにプランニングすること（いわゆる相談者任せ）ではなく、的確なアカウンタビリティ（説明責任）を通して、最もニーズ解決にふさわしい選択と決定（サービスの費用対効果も含む）を支えることも意味しているのである[10]。さらにいえば、相談援助という専門的な実践活動において、どのような考え方や方法を用いるのかなどについても考える必要があろう。相談者が抱える問題を的確に捉え、具体的な方法を用いて解決していくためには、さまざまな実践モデルやアプローチ、あるいはパースペクティブに精通していることが求められる。それぞれのモデルやアプローチのすぐれた点や残された課題などを吟味しながら、相談者の抱える問題の解決に適

エンパワメント
empowerment

パターナリズム
paternalism

ソロモン
Solomon, Barbara Bryant

要求
demands

欲求
wants

費用対効果

実践モデル
social work practice models

アプローチ
social work approaches

パースペクティブ
social work perspectives

107

した実践理論をベースに（ときに組み合わせながら）プランニングすることが望まれるのである。

その他、前述の「相談者主体」の実現を念頭に、①相談者を取り巻く者の立場を考慮する、②インフォーマルな支援の有無を確認する、③サービスを提供するすべての機関との連絡調整・情報交換を綿密に行う、④サービスを実施する際の責任の所在を明確にする、などに留意する必要があろう。

5. インターベンション（支援の実施・介入）

A. インターベンションの目的と方法

インターベンション
intervention
支援の実施・介入

インターベンションとは、立案された援助計画を相談者とともに実行に移すプロセスである。ソーシャルワーカーの活動には2つの働きかけがある。1つは、相談者のパーソナリティに直接働きかけることにより問題の解決を図るものである。たとえば、面接を通して行われる心理的な援助などがこれに該当する。もう1つは、相談者を取り巻く環境に働きかけるとともに、有効な社会資源を活用するといった間接的な方法である。このような直接的な援助と間接的な援助は、それぞれが単独で行われることは少なく、両者を効果的に組み合わせて展開することが求められる。ここで両者について確認しておこう。

社会資源

[1] 直接的な働きかけ（面接）
(1) 面接の目的

面接
interview

相談者への働きかけは面接を通して行われる。面接は目的を持った話し合いである。つまり、相談者の抱える問題の解決やニーズの充足をねらいとした限定的な話し合いである。その視点から考えれば、面接の目的は、①相談者との関係を形成すること、②相談者を理解すること、③相談者を援助すること、となる。

(2) 面接の場所

生活場面面接
life space interview

面接が行われる場所は、大きく2つに分けられる。1つはいわゆる面接室で行われるものであり、もう1つは相談者の日常生活が営まれる場所において行われるものである（生活場面面接）。前者は面接環境が整えられているため、コミュニケーションへの集中が比較的容易にできるというメ

リットを持つが、相談者が緊張状態に陥りやすく、自身の思いや願い、あるいは考えなどをうまく表現できないというデメリットが考えられる。一方、後者はどうだろう。面接室とは異なり、相談者の日常の中で行われるため必要以上の緊張を感じることなく、率直な訴えなどを聴くことができる。しかし、周囲に相談者以外の人がいる場合があるため、落ち着いた雰囲気を確保することが難しく、また周囲に面接内容が知られる危険性を孕んでいる。いずれの面接であっても、相談者への十分な配慮が必要である。

（3）面接（コミュニケーション）の技法

まずコミュニケーションには、言語、準言語（音の強弱・長短・抑揚、発話の速さなど）、非言語（表情、動作、姿勢など）の3つのレベルがあることを理解しなければならない。私たちは日常のコミュニケーション場面において、これらの3つのレベルを適切に用いながらメッセージを伝え、また受け取っているのである。ただし、それぞれのレベルで異なるメッセージが発せられることも考えられるため、その点には十分な注意を払う必要がある。つまり、言葉では肯定的なことを述べていても、その言い方や表情からは否定的な思いが伝わる場合なども考えられるということである。ソーシャルワーカーは、相談者の発するメッセージを的確に理解するためにも、自身の発するメッセージを的確に伝えるためにも、観察法を含めたトータルコミュニケーションについて理解を深めなければならない。また、これも非言語による意思表示の1つであるが、沈黙も大切なコミュニケーションである。時に、沈黙が敵意の表現であったり、抵抗の表現であったりと、援助関係において障害になることもあるが、沈黙に付き合うことが、ある種の傾聴、共感、受容となり、「ともにいる」という温かみを持ったメッセージへと変化することも考えられるのである。さらにいえば、たとえ敵意や抵抗の表現としての沈黙であっても、それは意味を持ったメッセージであることを忘れてはならない。以上を踏まえた上で、いくつかの面接技法について触れておこう。

①傾聴の技法

相談者の発するメッセージに対して、積極的に耳を傾ける姿勢を傾聴という。傾聴は面接の最も基本的な技法であり、ソーシャルワーカーが相談者に関心を持っていることを示したり、相談者が話したいことを表現できる機会を提供することが目的となる。傾聴は相談者を「大切な人」としてかかわることであり、そうすることによって相談者は自らが抱える問題について語ることができるのである。

②共感の技法

相談者の立場に近づき、彼の感じている事柄について理解を深めること

コミュニケーション
communication

観察法

トータルコミュニケーション
total communication

傾聴の技法

共感の技法

を共感という。共感は思考のレベルではなく、ソーシャルワーカー自身の感情において理解しようとする技法である。そうした共感的理解は、相談者に落ち着きや情緒的安定をもたらし、援助の動機づけを強化することにつながる。

③質問の技法

質問の技法

相談者（の抱える問題）を的確に理解するためには、質問の仕方に留意する必要がある。なぜなら質問を効果的に行うことで、話の内容を深め、問題を明確化することができるからである。質問はその応答の仕方によって「開かれた質問」と「閉じられた質問」とに分けられる。前者は相談者が答える内容を限定せず、自由に述べられるような問いかけであり、相談者を理解するために有効な技法である。後者は特定の内容に限定した問いかけであり、事実や情報の確認のために用いられる技法である。これら2つの質問の方法を効果的に用いることによって、相談者（の抱える問題）への理解を深めていくのである。

開かれた質問
open question

閉じられた質問
closed question

④反映の技法

反映の技法

相談者の話す事柄や感情を、ソーシャルワーカーが相談者に返していく技法を反映という。相談者の発する言葉に対しては、事実だけではなく、感情にも焦点を当て応答しなければならない。そうすることで、相談者が自らの感情に気づき、それを理解することにつながる。また、相談者がソーシャルワーカーに理解されていると感じることによって、信頼関係（ラポール）が形成されていくものでもある。

（4）ソーシャルワークの技能

それでは、専門的な援助としての面接を行うためにはどのような技能が必要であろうか。奥田いさよは、ソーシャルワークの技能の内容構成について、基本的技能（対人援助の専門職としての存在にかかわる技能）と、専門技能（ソーシャルワークの援助機能を具現化して援助活動を行うために必要な技能）とに分類し、それぞれを次のように整理検討している(11)。

基本的技能
skill base

専門技能
technical skill

①基本的技能

（a）概念を把握し、活用に結びつけるための技能

● 認知技能

認知技能
cognitive skill

「状況の中の人」についての考察、「人と状況の相互作用」についての理解の促進、そして援助活動での実践のために用いられる知識の識別にかかわる技能

● 統合技能

統合技能
integrative skill

技能全体を包括的に把握し、理論や対象の特性に応じて、総括的で、柔軟な対応ができるよう統合化し、諸技能を組み立て、技法に導く技能

（b）対人関係にかかわる技能

● 関係技能

　ソーシャルワーカー自身の対人関係能力を高め、自己覚知に努め、専門
職者として相談者にかかわり援助するための技能

● コミュニケーション技能

　傾聴、説明、質問などを通して、相互の意思の疎通をはかり、適切なサ
ービスのための情報の交換を行い、円滑な援助活動をしやすい良好な環境
を築くために必要な技能

● 観察技能

　個人あるいは集団での人間関係、社会生活の場、そして相互作用などに
関して客観的に把握するための技能

（c）専門職従事者としての自己形成のための技能

● 専門職的自己開発技能

　専門職として考慮すべき価値や倫理について的確な認識を持ち、より高
度な技術の習得を心がけ、知識をたえず吸収しようとする姿勢を維持し、
援助者としての意識を堅持していくために必要な技能

● 共感技能

　相談者の情緒的体験に気づける、感受性の取得・強化にかかわる技能

②**専門技能**

（a）専門的介入活動を行うために必要な技能

● 面接技能

　被援助者と対面し、カウンセリングなどの技法を活用しての会話などを
通じて良好な関係を結び、相談者への心理的支持を行い、必要な情報を収
集し、的確かつ効果的な援助を行っていくための技能

● 契約技能

　機関の機能や方針を踏まえて、援助開始のために目標や目的、被援助者
と機関や援助者双方の役割、そして被援助者の援助への姿勢などを明確に
するための技能

● 情報収集技能

　被援助者との良好な関係を通じて援助に必要な情報を収集し、資料とし
て集積し、援助の効率化に有用な技能

● 相互作用技能

　相談者－ワーカー関係の樹立、そして計画策定やそのための運動におけ
る協働において活用される技能

● 問題解決技能

　相談者の有する問題の構造化や明確化を行い、その解決のために効果的

関係技能
relationship skill

コミュニケーション技能
communication skill

観察技能
observation skill

専門職的自己開発技能
development of
professional self

共感技能
empathy skill

面接技能
interviewing skill

契約技能
engagement skill

情報収集技能
information collection
skill

相互作用技能
interactional skill

問題解決技能
problem-solving skill

に援助できるよう、問題解決の過程を設定し、体系的に取り組むための技能

援助システム操作技能
management skill

● 援助システム操作技能

　援助活動に必要なサービスにかかわる組織・機構、制度、人的資源などを効果的に編成し、組織的に運用して、効率よくサービス機能を活用するための技能

（b）専門的介入活動や援助活動における評価および効果を高めるための技能

事前評価技能
assessment skill

● 事前評価技能

　面接などを通じて収集された情報を、有効性の高い援助、効率のよい援助のために活用し、また相談者のニーズや問題を機関の機能に照らして検討し、そして事後評価の参考となるような測定を行うための技能

事後評価技能
evaluation skill

● 事後評価技能

　専門職業としての責任において、援助効果の測定、サービス計画の評価は不可欠であり、それらを実施していくために必要な技能

調査技能
research skill

● 調査技能

　援助に必要な資源や制度を充実させるために、そして援助に要する財源の確保のために、また援助に有用な情報を入手し、サービス活動に関する知識を充実させるために行われる調査に必要な技能

● その他

　例：人材開発・組織化技能、援助計画開発技能、援助活動のための財源取得の技能など

［2］ 間接的な働きかけと関連する援助技術

（1）社会資源の活用と開発

　社会資源とは、生活上のニーズを充たすために活用される制度、政策、機関、施設、人材などを指す。それらは、行政機関や社会福祉法人、医療法人などのようにサービス提供の権限と責任が公的に認められているもの

フォーマルな社会資源

インフォーマルな社会資源

（フォーマルな社会資源）と、家族や友人、近隣住民などのような利害関係抜きの親密な関係を基盤にしたもの（インフォーマルな社会資源）とに区分される。前者は画一的・硬直的で、手続きに時間がかかるが、一定の基準を満たす専門的なサービスが確保できるという特徴を持ち、後者は柔軟な対応が可能であるが、専門性にやや欠けるという特徴を持つ[12]。したがって、これらの社会資源を相互補完的に活用していくことが肝要である。そのためにもソーシャルワーカーは、それぞれの社会資源の役割と限界を理解していなければならない。また、ソーシャルワーカーには社会資

源を改善・開発する役割も期待される。その役割を遂行するためには、日頃の援助実践における社会資源の整理や評価などを適切に行い、関係機関に改善や開発を提案することによって、施策につなげるような仕組みを構築する必要があろう。ソーシャルワーカーは、より適切な援助を展開するために、またケースワークの目的の1つでもある社会改良のためにも社会資源の開発に努めなければならない。

社会改良
social reform

(2) ケアマネジメント（ケースマネジメント）

ソーシャルワーカーは何らかのニーズを抱える相談者と、ニーズ解決に適した社会資源とを結びつける役割を担っている。その役割を遂行するにはケアマネジメントが有効となる。ケアマネジメントは相談者の必要とするケアを調整する機能を持ち、相談者にとって最適なサービスを迅速に、かつ効果的に提供するための技法である。つまり、相談者と社会資源との間をコーディネートするのである。社会資源に関して理解が進んでいない相談者に対し、適切な時期に適切な形態で、必要なサービスを受けることを可能にするこの技法は、ソーシャルワーカーの中心的なアプローチの1つであるといってもよかろう。ソーシャルワーカーにはケアマネジャー（ケースマネジャー）としての役割も期待されているのである。

ケアマネジメント（ケースマネジメント）
care management (case management)

コーディネート
coordinate

(3) ネットワーク

ネットワークとは、連帯と協力を基調に「ともに生きる社会」の実現を目指して、個人・集団・機関などを組織化していくものであり、課題を抱えている者を取り巻く社会環境を再編成し、より重層的な地域福祉の展開を期待するものである[13]。言い換えれば、相談者の生活の場は地域社会であるから、①コミュニティワークの展開と連動させ、②地域社会の活性化を促進し、③効果的な援助を行うため、またサービスの質を高めるために、関係者（機関）間の融合を図り、④相談者の複合的なニーズを充足する、ということになろう。ソーシャルワーカーには、フォーマル、インフォーマルな社会資源を組織化するネットワーカーとしての役割も期待されている。

ネットワーク
network

コミュニティワーク
community work

以上、ソーシャルワーカーによる直接的、間接的な働きかけについて概観したが、どちらか一方を用いるだけで相談者のニーズを充足することは困難である。したがって、相談者の状況に合わせて、両者が適切に重なり合いながら遂行される必要がある。いかに直接的な援助と間接的な援助とを組み合わせて相談者にかかわっていくのか、その点が専門的な援助の評価を左右する指標となるといってもよい。

B. インターベンションにおける留意点

ワーカビリティ
workability

さて、ソーシャルワーカーは直接的な働きかけと、間接的な働きかけを行うわけであるが、いずれの場合においても、ワーカビリティを発揮できるようなエンパワメント機能を活用する必要がある。たとえば、数ある社会資源の中からどれを選択し、問題の解決に取り組むのかという判断・決定の権限は、相談者にあるという視点を明確にしておかなければならない。また真の社会資源は相談者の内面にある問題解決の力であり、援助への動機づけであることを理解しなければならない。つまり、ソーシャルワーカーは外的な資源を動員しながら、相談者の持つ内的な資源を刺激し活用することで、相談者の自立（自律）性を高め、また相談者の主体性の発達を支えていく存在である。

連携

さらに、援助は多職種との連携により行われることが多く、相談者に関する情報を関係機関、関係職員と共有する必要が生じる。その際には、プライバシー保護の観点から関係者間で情報を共有することについて相談者から同意を得ることに加え、関係者間で秘密が保持されるよう最善の方法を用いる必要がある。

6. モニタリング（経過観察）とエバリュエーション（事後評価）

A.「モニタリング」と「エバリュエーション」の目的と方法

ソーシャルワークを有効に進めていくためには、その過程における実践の評価が不可欠である。実践の評価は、おおよそ事前、中間、事後の段階に位置づけられる。前述した通り、事前評価はアセスメントと呼ばれ、相談者に関連する情報を収集・整理・分析することによってニーズの明確化を図る段階である。

モニタリング
monitoring
経過観察

また、中間評価はサービスの提供がなされている状況において、計画通りに援助が展開されているか否か、計画された援助が効果をあげているか否かなど、援助の経過を観察するものであり、これをモニタリングという。モニタリングはさまざまな方法で実施される。相談者との面接の過程において行われることもあれば、他のサービス提供者や専門職の協力を得て行う場合もある。あるいは、関係者の間で会議を開いて話し合ったり、状況

によっては、ソーシャルワーカーが相談者の自宅などを訪問する場合や、相談者に電話を入れて確認することも考えられる。いずれにしても、何らかの問題が確認された場合には援助目標や援助計画の見直しを図らなければならない（再アセスメント）。また、モニタリングは1度だけで終了するとは限らない。最初のモニタリングは、計画の実施後それほど期間を置かずに行うことが望ましいが、計画の内容によっては、ある程度の期間を置かなければ難しいケースも存在する[14]。「いつ」「どのように」モニタリングを実施するのかを、プランニングの際にあらかじめ組み込んでおくべきであろう。

　事後評価は援助の終結に向けての評価を指し、援助全体を見つめ直すことによって、援助の有効性や効率性を総合的に判断するプロセスであり、これをエバリュエーションという。サービス内容を点検する際には、①目標の達成、②問題の解決・緩和、③生活の改善、④援助の方法、⑤ソーシャルワーカーの役割、⑥相談者の役割、⑦ソーシャルワーカーと相談者の協働、などの視点から慎重に検討する必要がある。またソーシャルワーカーの基準で測定するだけではなく、相談者やその家族、援助チームのメンバーやスーパーバイザー、さらにはサービスの質の評価機能を持った第三者の参加のもとに行われることが求められる。

　ここで効果測定の具体的な方法について触れておこう。相談援助そのものが相談者を含めた社会からどのような評価を受けているのか、あるいは社会的な評価に耐え得るものになっているのかなど、ソーシャルワーカー自身の責任性に向けられた効果測定の持つ意味は大きい。これは科学的なソーシャルワークを確立するという動向、すなわち「根拠に基づく実践」と関係しているものとして捉えることができる。また昨今の援助のあり方は「契約」を重視する傾向にある。契約に基づいた援助では、目標の設定とそれに対する達成の程度は常に評価の対象となり、場合によっては相談者から契約不履行と判断され、訴訟にまで発展することも考えられるのである。その意味においても効果測定の重要性を理解することができよう。

　さて、援助活動を評価する方法には、援助によってもたらされた結果を分析する「アウトカム評価」と、援助の過程を分析する「プロセス評価」とがあり、前者を効果測定と捉えるのが一般的である。ここでは、まず援助活動にとって有効な枠組みである「単一事例実験計画法」について確認しよう。

[1] 単一事例実験計画法とは[15]

　単一のクライエント／システム（個人・家族・小集団・組織・地域）を

再アセスメント

エバリュエーション
evaluation
事後評価

スーパーバイザー
supervisor

効果測定

根拠に基づく実践
evidence based
practice

アウトカム評価
outcome evaluation

プロセス評価
process evaluation

単一事例実験計画法
single subject
experimental design

対象として使用される調査方法、または評価方法をいう。この方法の基本的思考は、実践の介入が行われる際に、介入が導入される前の一定期間と、介入が実際に行われている期間と、介入終結後の期間の３期間を継続的、かつ組織的に観察することである。これを実践評価に使用することによって、①相談者の問題と、相談者の潜在的能力の認知、②相談者が望む目標の認知、③目標達成のための介入方法の選択、の理解が明確にされる。さらに、介入方法が決められ実行されると、介入過程のモニターが実施されるようになる。ということは、相談者が望む目標に近づいているか否かをチェックすることであって、介入の効果があるかどうかを知ることである。万が一、効果がないと判断された場合には、現在使用されている介入方法を変える必要があるか否かを問うことが可能となる。

[2] 単一事例実験計画法の特徴[16]

ベースライン

この方法の特徴は、①援助活動を始める前にベースラインと呼ばれるデータを取ること、②評価の方法に関して非常に具体的に相談者に説明を行うこと、③評価の対象となるデータをどれだけの期間収集するかに関して決めておくこと、④収集されたデータは評価目的のためだけではなく、相談者とソーシャルワーカーが、相談者の変化をともに振り返って見ていくための材料とすることである。

[3] 単一事例実験計画法の種類

比較的使用しやすいものとして「ABデザイン」がある。Aはベースラインを意味し、Bは援助を行った後のデータを示す。その他、「ABAデザイン」「ABABデザイン」「ABCデザイン」などと呼ばれるものがある。この場合もAはベースラインを、BやCは異なる援助介入時を指す。

次に、効果測定の種類を挙げておこう。

B. 効果測定の種類と方法

[1] 量的方法

(1) 集団比較実験計画法（集団比較実験デザイン）

集団比較実験計画法
group comparison
experimental design

調査の対象となる相談者を、援助を受ける実験群と援助を受けない比較統制群とに分け、従属変数の測定を通して２つの群を比較することによって、援助の効果を確認する方法をいう。この方法では多くの調査対象者を用い、あらかじめ設定された仮説が分析で得られた結果と整合的であるかを調べる統計的検定と組み合わせることで特定の援助効果を確定し、それ

統計的検定

を普遍化することができる。

(2) グランプリ調査法

集団比較実験計画法では、その割り当てるグループが実験群と統制群であったが、グランプリ調査法では、Aという援助を実施したグループ、Bという援助を実施したグループというように、援助方法の違いによって比較する。具体的には、高齢者の日常生活能力を高めるとき、(A) 家族に対して高齢者への接し方を指導する、(B) 訪問介護を利用し高齢者への介護を行う、(C) 通所リハビリテーションを利用し高齢者に直接的な訓練を行う、のうちどの方法が最も高い効果をあげるのかを確認するものである。つまり、30の家庭を調査対象（標本）とした場合、(A) を行うグループ、(B) を行うグループ、(C) を行うグループに、10家庭ずつを割り当て高齢者の日常生活の変化を比較する方法である。

グランプリ調査法
Grand Prix research
design

(3) メタ・アナリシス法

特定の援助方法について、過去に行われた多くの調査結果を統合して、援助効果がより普遍的・一般的なものであるのかを明確にする方法である。既存のデータを利用するため比較的容易に行え、また論理性・合理性・妥当性があり納得させる力を備えているため、アカウンタビリティ（説明責任）を示すのに適している。

メタ・アナリシス法
meta analysis design

[2] 質的方法

(1) 単一事例実験計画法

すでに触れたが、文字通り1人の対象者から因果関係を導き出すことのできる方法である。援助を実施する前の状態（ベースライン期）と援助を実施した後の状態（インターベンション期）を時系列的に繰り返し観察・測定することによって、問題の変化と援助の因果関係を捉えるものである。つまり、介入の効果をモニターするのであり、変化が生じないケースでは介入方法を再考する必要があるか否かの判断の材料となる。

(2) 事例研究法

特定の個人や集団をケース（事例）として取り上げ、そのケースについての詳細な記録をもとに、相談者や家族が抱える課題とソーシャルワーカーの援助を質的に分析する方法である。援助による変化過程の特徴や対応の仕方などについて知ると同時に、後の援助活動に活かすことができる。

事例研究法
case study

C.「モニタリング」と「エバリュエーション」における留意点

モニタリングでは、①援助計画が的確に実施され、相談者のニーズを充

第6章●相談援助の過程　6・モニタリング（経過観察）とエバリュエーション（事後評価）

たしているかどうか、②サービス内容が質・量ともに的確かどうか、③サービスの提供状況に課題はないか、④相談者の満足感や安心感を満たしているかどうか、などが重要な指針となる。モニタリングは援助計画（実践）に対する信頼の保証であり、生命線といってよい。絶えず変化する相談者の心身の状況や生活環境に対して、サービスの費用対効果も含めた調整を行う必要がある。

エバリュエーションは、前にも述べた通り、相談者との共同作業として行われるものである。ソーシャルワーカーは懸命に相談者のサポートに取り組んでいるため、「これだけ自分が努力したのだから相談者も満足しているに違いない」などと錯覚することがある。援助が一方的な自己満足にならないためにも、ソーシャルワーカーは援助過程において適切な効果測定を行うとともに、常に自分自身を客観的に見つめ、また相談者の発するメッセージに対し積極的に耳を傾ける必要があろう。さらに適切な評価を行うためには、客観性、信頼性、妥当性などの要件を満たさなければならないが、そのためにも記録の持つ意味は大きい。記録はその文体として「叙述体」「要約体」「説明体」などさまざまであるが、いずれの場合も5W1H（いつ・どこで・誰が・何を・なぜ・どのように）を踏まえ、正確に、わかりやすく、必要な情報のみを記述するということを念頭に作成されなければならない。

記録

叙述体
narrative style

要約体
summary style

説明体
interpretation style

7. ターミネーション（終結）

A. ターミネーションの目的と方法

ターミネーション
termination
終結

ターミネーションとは、問題解決の過程を相談者とソーシャルワーカーとが丁寧に振り返る援助終結のプロセスである。また別の見方をすれば、援助は円環構造をなすものであるから、エバリュエーションから再アセスメントへの「つなぎ目」「架け橋」のプロセスとして捉えることもできる。つまり、援助が継続していくケースにあっては、当初の問題が一応の解決をみた場合に、次の問題へ取り組むためのステップを用意しておくことが役割といえるのである。

援助が終結を迎える状況としては、①問題が解決した場合、②当該機関では対応できない問題となった場合、③相談者が援助を拒否した場合、な

どが考えられる。ターミネーションの目的は援助の終結であるから、前述のどのケースにおいても、終結の理由を相談者とソーシャルワーカーの双方で確認し、援助関係を解消する必要がある。

さらに、ターミネーションにおける援助内容としては、①将来的に相談者が同様の問題に直面した際に、自らの力で解決が図れるように、これまでの問題解決のプロセスを確認・評価すること、②残された問題を確認するとともに、将来的に問題になると予測される事項についても対応できるよう助言を行うこと、③相談者が当該機関を再利用する可能性を視野に入れ、終結後においても困難が生じた場合には援助の再開が可能であることを伝え、相談者に安心感を与えること、などが挙げられる。

B. ターミネーションにおける留意点

援助を終結するにあっては、おおむね、①問題が相談者によって解決され、②問題解決について相談者とソーシャルワーカーとが確認・同意し、③残された問題はあるが相談者自身で解決が可能であり、④そのことについて相談者とソーシャルワーカーとの共通理解ができていること、が条件となる。しかしながら、どのような場合にもこれらの条件を満たし、計画的に意図的に終結するわけではない。たとえば、前に述べた当該機関では対応できない問題となった場合や、相談者が援助を拒否した場合などである。

前者においては、誠実で詳細な引き継ぎが行われなければならない。なぜなら、相談者は新たな相談機関やソーシャルワーカーと関係を形成しなければならず、不安や緊張といった心理的な負担を負うことになるからである。このような引き継ぎは、相談者の転居やソーシャルワーカーの異動などによって援助が終結する場面においても必要となる。

後者についてはさらに複雑である。相談者が必要な援助の継続を拒否するには、それなりの理由が存在する。無論、相談者の個人的な思いから拒否することも考えられるが、むしろソーシャルワーカーに対する強烈な批判から相談機関を去る場合が多いのではないだろうか。このような場合に考えられる1つは、ソーシャルワーカーを主体とした「パターナリズムによる援助」である。パターナリズムによる援助がすべて悪いというわけではないが、相談者から語られる、または示されるメッセージを聴き、相談者主体の援助の過程を辿ることは重要である。つまり、援助過程におけるソーシャルワーカーの傾聴姿勢や受容的な態度の積み重ねが、言い換えれば相談者に合った適切なアセスメントやプランニングがなされていること

パターナリズムによる援助

が、理想的なターミネーションを実現するための前提となっているといえる。前にも触れたが、「結果よければすべてよし」といった考えではなく、自らの信念に基づいて、自らの（決定した）方法で問題の解決に取り組むからこそ、解決したときの満足感や充実感が高まるものとなる。その点からも過程の重要性を知ることができる。

8. アフターケア

A. アフターケアの目的と方法

アフターケア
after care

アフターケアとは、相談援助の終結後に行われる社会生活への適応に対する援助や問題再発の予防などをいう。たとえば、何らかの事情により家庭から離れ施設で暮らすことになった児童に対して、再び保護者とともに生活ができるよう、その家庭復帰を目指す援助が行われるケースがあるが、家庭への復帰を実現するためには、週末帰省や面会などを通して保護者と児童との結びつきを保つような援助が必要となる。そのような施設を退所した後の公私における人間関係のサポートや、社会への適応を促すことを目的とした活動をアフターケアと呼ぶのである。

一方、相談者の立場から考えてみれば、援助の終結後において「困難が生じたときにはどうすればよいか」「誰に相談すればよいか」など、実際的な方法と手立てをどれほど有しているかということが心配の種となる。現実社会の中で自立的に生きていかなければならない相談者にとって、そのような方法と手立てを有しているか否かが大きな意味を持つことは容易に理解できよう。相談者が社会的自立を実現していくためにアフターケアの果たす役割は重大である。

アフターケアの具体的な手法としては、当該機関で行われる面接、家庭などを訪問して行われる面接、あるいは電話で連絡を取り合う方法などが挙げられる。いずれの方法であっても、計画的に実施されることが望ましい。

フォローアップ
follow-up

なお、援助の終結後においては、フォローアップも重要となる。フォローアップとは、相談者への援助効果やその後の状況を調査・確認することであり、特にその後の生活において再び同様の問題を抱える可能性のある相談者に対して有効な手段である。

B. アフターケアにおける留意点

相談者とソーシャルワーカーとの援助関係は、援助の終結をもって解消されるものである。しかし「生きた人間関係」[17]は、援助関係が切れた後においても、成長していく相談者にとっては大切な拠り所となることが考えられる。場合によっては、ソーシャルワーカーにとって過重な負担やリスクになり得るアフターケアであるが、相談者が社会的に自立するために不可欠な援助活動であることを認識する必要があろう。

多くの場合、アフターケアは相談者本人だけではなく、その家族に対しても行われるものである。あるいは、家族以外のシステムに働きかけることも必要になるかもしれない。いずれにしても、どのようなケースであれ、1人のソーシャルワーカーによるアフターケアには限界がある。つまり、効果的なアフターケアを実施していくためには、他の専門職、他機関との連携や地域におけるネットワーク化を進めていくことが不可欠なのである。ここでも、ソーシャルワーカーの多様な役割を確認することができよう。

さて、これまで相談援助の過程について見てきたが、それぞれのプロセスは独立したものではなく、互いに重なり合いながら展開され、状況によっては前の段階に戻ることも考えられるのである。社会福祉の援助実践においては、特に「共感」や「受容」などといった情緒的な側面が強調されることが多い。無論、それらはソーシャルワークにとって不可欠なものである。しかし、それらを身につけることによって専門職としての援助が成立するわけではないことも事実である。そもそも「共感」や「受容」は、専門職としてというよりも、人間の基本要件として必要なものである。したがって、私たちはそれらを踏まえた上で、科学的な視点やそれを支える知識や技術を体得し、実践していかなければならない。その意味において、援助過程の理解は適切なサービスを提供していくために極めて重要なものであり、かつ専門職による援助の基盤となるといっても過言ではない。

注)
(1) 太田義弘・秋山薊二編『ジェネラル・ソーシャルワーク──社会福祉援助技術総論』光生館, 2000, pp.155-200.
(2) 佐藤克繁・山田州宏・星野政明・増田樹郎編『社会福祉援助技術論(応用編)──対人援助の豊かさを求めて』新課程・国家資格シリーズ5, 黎明書房, 2003, p.49.
(3) 前掲書(2), p.51.
(4) 北島英治・副田あけみ・髙橋重宏・渡部律子編『ソーシャルワーク実践の基礎理論』社会福祉基礎シリーズ2, 社会福祉援助技術論(上), 有斐閣, 2002, pp.137-144を要約. ここでは「クライエント」を「相談者」に置き換えて記述

した.

(5) 前掲書（2），p.202．ここでは「利用者」を「相談者」に置き換えて記述した.

(6) 福祉臨床シリーズ編集委員会編『社会福祉士国家試験対策用語辞典』弘文堂，2008，p.209.

(7) 住友雄資編『精神保健福祉実践ハンドブック―ソーシャルワーク過程の場面展開にみる"精神保健福祉士"の実践活動と理論』日総研出版，2002，p.64．ここでは「利用者」を「相談者」に置き換えて記述した.

(8) 前掲書（2），p.208.

(9) グティエーレス，L. M.・パーソンズ，R. J.・コックス，E. O.編／小松源助監訳『ソーシャルワーク実践におけるエンパワーメント―その理論と実際の論考集』相川書房，2000，p.18．ここでは「クライエント」を「相談者」に置き換えて記述した.

(10) 前掲書（2），p.205．ここでは「利用者」を「相談者」に置き換えて記述した.

(11) 奥田いさよ『社会福祉専門職性の研究―ソーシャルワーク史からのアプローチ―わが国での定着化をめざして』川島書店，1992，pp.220-222．ここでは「クライエント」を「相談者」に置き換えて記述した.

(12) 佐藤克繁・星野政明・増田樹郎編『社会福祉援助技術論（理論編）―対人援助の本質を問う』新課程・国家資格シリーズ4，黎明書房，2003，pp.110-111.

(13) 前掲書（2），p.116.

(14) 副田あけみ『社会福祉援助技術論―ジェネラリスト・アプローチの視点から』社会福祉専門職ライブラリー（社会福祉士編），誠信書房，2005，p.97.

(15) 平山尚・武田丈・藤井美和『ソーシャルワーク実践の評価方法―シングル・システム・デザインによる理論と技術』中央法規出版，2002，pp.29-30を要約．ここでは「クライエント」を「相談者」に置き換えて記述した.

(16) 前掲書（4），p.168．ここでは「クライエント」を「相談者」に置き換えて記述した.

(17) 小田兼三・石井勲編『養護原理（第2版）』現代の保育学5，ミネルヴァ書房，1988，p.134.

■理解を深めるための参考文献

● 渡部律子『高齢者援助における相談面接の理論と実際』第2版，医歯薬出版，2011.
援助のための相談面接の理論と実際をより深く理解していくことをテーマに書かれており，豊富な事例から専門職としての研鑽の方法と面接技術を具体的に修得できる。第2版では「高齢者介護の現実」「ケアマネジメント」などが書き加えられている。

● 住友雄資編『精神保健福祉実践ハンドブック―ソーシャルワーク過程の場面展開にみる"精神保健福祉士"の実践活動と理論』日総研出版，2002.
精神保健福祉士に求められる役割課題と専門性について述べた第1部と，精神保健福祉士によるソーシャルワーク展開過程の実際と理論を述べた第2部とで構成されている。

● 平山尚・武田丈・藤井美和『ソーシャルワーク実践の評価方法―シングル・システム・デザインによる理論と技術』中央法規出版，2002.
ソーシャルワーク実践の効果測定方法である「シングル・システム・デザイン」を解説し，ソーシャルワークにおける評価の必要性と方法について述べている。

ジェネリックポイント

援助は「アセスメントに始まりアセスメントに終わる」という言葉を聞いたことがあります。この言葉はどのような意味を持っているのでしょうか。

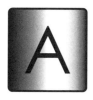

相談者にサービスを提供する際、援助者側の勝手な思いだけで援助を行ってしまっては、たとえそれが善意から生まれた行為であっても、逆効果になることや迷惑がられることが考えられます。ですから、相談者の立場に近づき、どのような援助がどれだけ必要であるのかを的確に判断する必要があるのです。その判断はアセスメントから始まります。相談者の状況・状態を正確に把握することによって援助の目標が立てられ、計画が策定されるのです。つまり、適切なアセスメントが行われてこそ、適切な援助が実現するのです。援助の終結時にあってもアセスメントは重要な意味を持ちます。一連の援助を通して、充足されずに残ったニーズや状況の変化によって新たに生じたニーズ、あるいはサービスに対する相談者の満足度などを測定し、必要があれば再度目標を設定し、計画を立て直すことになります。そのような事前・事後の評価が行われることによって、根拠のある科学的な援助になるのです。質問の言葉の持つ意味は、援助過程における評価の重要性を語っているといってよいでしょう。

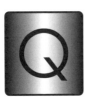 問題を抱えながらも相談機関に出向かないケースにはどのようなものがあるのでしょうか。

 まず、本人が問題を抱えていることに気づいていないケースが考えられます。これは潜在的ニーズと呼ばれ、社会の一定の基準からみて援助の必要性（ニーズ）があると思われるのに、ニーズの存在が自覚されていないといったものをいいます。たとえば、父親から子どもが暴力を受けていたとします。もし子どもが「僕が悪いことをしているからお父さんは叩くんだ」と感じていたらどうでしょう。この場合、周囲からの判断では何らかの援助が必要であることが明白であっても、問題を抱えている本人によってニーズが顕在化されることは少ないでしょう。

潜在的ニーズ

また、ニーズを自覚していてもそれを表明しなかったり、あるいは何らかの理由によって表明できないケースがあります（表明されないニーズ）。このようにニーズが表明されない例としては、配偶者から暴力を受けていることを第三者に知らせることにとまどいがあるといったケースが考えられます。家庭内で生じている問題を他者に伝えることに対する抵抗感、他者に相談したことが配偶者に知られることによってさらに暴力がひどくなるかもしれないといった恐怖感などが相談を妨げる障壁となるのです。

表明されないニーズ

ソーシャルワーカーは、相談者がニーズを自覚し、それを表明し、サービスを利用しているケースは氷山の一角であり、水面下に隠れているニーズが数多く存在することを認識しなければなりません。そして、今あるニーズに対応するだけではなく、未だ表れないニーズを掘り起こし、支援していく役割を担っているのです。

コラム　相談者の気遣い

　以下は筆者の知る地域包括支援センターのソーシャルワーカーが、ある老夫婦を支援した際の体験談である。

　介護者である妻は高齢であり、夫の介護以外は手が回らない様子で、部屋の中は埃っぽい状態であった。「来るときは電話してください」が妻の口癖であり、その言葉は"部屋が汚れていては客に申し訳ない"という気持ちと"客が来る前に少しでも整理したい"という考えに基づくものであった。連絡をせずに訪問したときは、部屋が散らかっているからという理由で追い返されたりもした。数ヵ月後、妻の腰痛を理由に訪問介護員派遣の依頼を受け、サービスが開始された。しかし、その２週間後に妻から「疲れたからサービスの利用をやめたい」との申し出があった。訪問して詳しく事情を聴いてみると、汚れた部屋では介護員に申し訳ないと考え、介護員が訪問する前に部屋を整理しようと気を遣っていたことが疲れの原因と判明した。

　このように、自宅にソーシャルワーカーを招く場面では"こんな汚れた部屋に通しては申し訳ない""変に思われないだろうか"などと、相談者は本題（主訴）と違ったことを予想以上に気にしているものである。面接の場がどこであっても、初期段階においてソーシャルワーカーは、相談者の主訴を見落とすことなく、相談者に安心感を与えるような姿勢や態度で臨まなければならないのである。

第7章 援助関係

1

ソーシャルワークの視点で捉える援助関係とは何か、
他の領域との違いと歴史的変遷から理解する。

2

援助関係を形成していく中で、
援助者、被援助者それぞれが行う内容を理解する。
特に援助関係において求められる
援助者の姿勢について理解する。

3

援助関係の見直しが必要な状況と
終結に向けた課題を理解する。

1. 援助関係とは

A. 援助関係におけるアプローチの違い

　援助関係とは、援助を求めている人（被援助者）と援助を与えることができる人（援助者）との関係である。被援助者は自分ではどうすることもできない状況の中で答えを求めている人であり、援助者はその答えを与えることができる人というイメージであろう。しかし、その答えの示し方は対人援助の中でも違いがある。前提となる人間に対するかかわりが異なるためである。「人間の生」（life）と「障害」を例に、医学、リハビリテーション学、福祉学の捉え方の違いから考えてみよう[1]。

　医学では、人間の生（life）を、生理・生物学的レベルへと還元された個体における「生命体としての生」、障害を「生理・生物学的な不全・欠損」として捉えられる場合が多い。医学が障害に対して行うのは、これ以上の悪化を抑えたり、その進行を遅らせたりするような働きかけである。この援助関係においては、一般に、被援助者である患者は援助者である医師の治療や管理のコントロール下におかれる。

　教育学的に垂直的な関係性をもつリハビリテーション学は、人間の身体的機能や人間が持っている能力に関心が高く、人間の生（life）は個人レベルでの「機能的生」とみている。医学が扱う「欠損としての障害」（impairment）は、その種類と程度の差はあるものの、日常生活での行動の制限や不自由さをもたらす。それが個人的に体験される「機能障害」である。リハビリテーション学では、不自由さの緩和や克服、さらには新たな能力開発を含め、個人の持つ身体的残存能力に働きかけていく。

　福祉学は2つの次元がある。その次元とは、人間の生（life）を社会の側が設定した生を個人が生きる「適応的生」とする制度・政策的次元と、固有な人間関係の中で固有な生活世界を築く人間、いわば「社会的生」を扱うソーシャルワークによる次元である。ソーシャルワークが扱う障害の中心は、impairment や disability を抱えた人が社会的存在として社会生活を生きようとするときに現れてくる障害、つまり、具体的他者や家族や組織との関係の中に現れてくる「社会的（社会関係上の）障害」である。ソーシャルワークでは、障害の問題を個体レベルや個人レベルの問題として扱うのではなく、全体的な自己の問題、共同世界の問題、生活世界の問

生命体としての生

生理・生物学的な不全・欠損
impairment

機能的生

機能障害
disability

社会的生

社会的（社会関係上の）障害
handicap

題などすべてを含んだ「生きられる世界」の再構築化を支援するかかわり
をしていく。

　同じ対象や問題を見るとしても、見る角度や方向によって違いがあり、
かかわり方の違いがあれば、中身は変化する。援助者の位置、採用するア
プローチについては、その対象や問題へのアプローチとして適切なものな
のかという問いが不可欠である。

B. ソーシャルワークにおける援助関係

　今日のソーシャルワークの原点を探るべく援助活動の流れを遡ると[2]、
19世紀半ばすぎのイギリスでの慈善組織協会（COS）による友愛訪問活
動やセツルメント活動などによる貧困対策が大きな転機として浮上する。
それまでの援助活動は、援助者の尊い気持ちからなされるものであっても、
「かわいそうな人への施し」であり、援助者の自己満足や優越感のために
なされていたといっても過言ではない。COSの友愛訪問活動では、貧困
者の現実に接近することを始め、援助の適正化と効率化が図られた。セ
ツルメント活動では、貧民街に住み込んで、当時の慈善的施与だけでは貧困
問題の真の解決に至らないことを学んでいった。この2つの活動に共通し
ているのは、貧困問題を抱えた当事者のニーズを当事者の世界に近づき、
または飛び込んで把握するという、援助者と当事者の直接的関係を援助活
動の出発点にしていたことである。

　この歴史から学ぶことは、援助者の安易な方法によってでは、問題を抱
えた当事者の問題は解決できないということである。緊急的には、貧しい
人たちに食べ物や金品を施すことも必要だが、それだけでは問題はなくな
らない。ソーシャルワークの出発点は、問題を抱えた当事者の「生きられ
る世界」にいかに接近していくかということにある。なぜなら、当事者が
必要とする援助が生まれてくる基盤は、当事者の「生きられる世界」の中
にあるからである。援助者に求められている姿勢は、生きがたいと感じて
いる当事者の体験的現実や生活世界に接近し、そこへ住み込んでいく動き
であり、その現実への鋭く細やかな観察から当事者にとっての問題に迫り、
その共有化を通じて問題解決の糸口を探る姿勢である。このプロセスに必
要な要素は、当事者との対話、生活世界への細やかな観察力、当事者が体
験している事柄や生きがたさへの感受性である。またそのプロセスには、
問題の共有化のプロセス、相互主体化のプロセス、生活の再構築化へ向け
ての共同作業が含まれる。その当事者がこれまでどのように生きてきたの
か、現在はどのように生きがたいと感じているのか、ということへの了解

慈善組織協会
COS: Charity
Organization Society

友愛訪問
friendly visiting

セツルメント
settlement

なしには、真の意味での援助は成し得ないと考えられる。

つまり、ソーシャルワークにおける援助関係は、アドバイスや何らかの解決策を提示するような関係ではない。被援助者が自分自身で自分を見つめ、自己変革をしていき、自らを助けるようになるために、援助者は伴走者となる関係なのである。

自己変革

伴走者

2. 援助関係の形成と活用

A. 援助関係の形成に向けての準備

援助関係は、援助者と被援助者が出会ったところから始まるものではなく、それぞれが準備をしていくところから始まっている。その準備段階は、援助関係の初期の状態に影響を与える。

被援助者側の準備段階は、問題や困難を抱えた当事者がそれに対して自分自身でも、また身近な人やものの助けを借りてでも、何らかの方法で解決しようとしたがうまくいかず、専門家の援助が必要だと感じたときから始まっている。しかし、その専門家に巡り会うまでの過程に、別の意味の困難が伴う場合も少なくない。ソーシャルワーカーなり、カウンセラーなり、困ったときに助けてくれる専門家の存在を知っていても、その困難に適切な援助をしてくれる専門家を探し出す情報量には個人差がある。また専門家を探し出す過程において、当事者自身が率先して探し出そうとしたのか、周りの人からの提案によりやむなく探し出したのかなど、どのくらいのモチベーションをもってかかわったかも、その後の援助関係に影響をおよぼす。

一方、援助者側としては、その援助者はどのような機関で、どのような立場で、どのような働き方をしているのか、現在どれくらいの業務を抱えているのかなどによって、受け入れることができるケースが決まってしまうこともある。また援助者自身の能力やバックアップ体制のあり方も、援助関係に影響をおよぼす。

ソーシャルワークやカウンセリングでは、一般に被援助者のことをクライエントと呼ぶ。クライエントとは、顧客という意味である。問題を抱えた当事者は、援助関係に対して期待だけでなく、不安や懸念、不信感をもっていることすらある。当事者は専門家に援助を期待しながらも、初対面

準備段階

個人差のある情報量

モチベーション
motivation

クライエント
client

の人とすぐには打ち解けられないように、「この人にまかせられるか」どうかを見定めていくのは当然のことである。当事者はそのような複雑な思いを抱えながら、慣れない、もしくは見知らぬところへやってきた客人である。最初に対応した職員が継続して担当する場合はよいが、そうでない場合もある。援助を求める当事者が、援助関係を結ぶ担当者と出会う前に、予約担当の職員や受理面接を行うインテーカーと出会うこともある。その客人を歓迎するためには、援助者は自身の準備だけでなく、援助者を支えてくれる人の配慮も怠らないようにしなければならない。そこでの出会いも、その後の援助関係に少なからず影響を与えることがあるので、予約担当やインテーカー、受付窓口など、当事者が出会うであろう職員との関係も普段から築き上げておくことが大切である。それが援助者側の準備である。

インテーカー
intaker

B. 援助関係の構築

援助者と問題を抱えた当事者とが直接出会った後も、当事者が自分の問題解決を援助者に委ねてよいかどうかを確認する作業は続く。特にソーシャルワークやカウンセリングは、薬や何らかの対症療法がある医学など他の対人援助とは異なり、目に見える方法で、当事者の問題や困難を解決することはしにくいので、援助者の姿勢が関係を築き上げていくかどうかを決める判断材料となる。生きがたいと感じている当事者の体験的現実や生活世界に接近し、当事者にとっての問題の共有化を通じて、問題解決の糸口を探るためには、援助者に「よく聴く」という姿勢が求められている。

体験的現実

人との関係は、コミュニケーションによって形成されている。コミュニケーションには、言葉によるコミュニケーション（言語的コミュニケーション）と表情や身振り、手振り、あるいは声の抑揚など言葉以外のコミュニケーション（非言語的コミュニケーション）とがある。その比率には諸説あるが、言語的コミュニケーションが全体の 20 〜 30％といわれ、非言語的コミュニケーションのほうが占める割合が大きい。つまり言葉によって会話し、関係を築いているようであっても、言葉以外の部分がコミュニケーション活動に大きな影響をおよぼしているのである。

言語的コミュニケーション
verbal communication

非言語的コミュニケーション
nonverbal communication

このことから、援助関係におけるコミュニケーションも、言語によって伝達しあう情報は、全体から見ればさほど多くはないと考えられる。しかしながら、情報の発信者と受信者との間で伝達しあう情報は、それぞれの価値観や所属する社会の文化の違いなどによって、イメージするものや意味にずれが生じることもある。そこで、情報の発信者と受信者、すなわち

コミュニケーションのずれ

援助者と被援助者との間を埋め合わせる必要がある。一方、情報量の多い非言語的コミュニケーションは、援助者の聴く態度の良し悪しに表れやすい。相手が話しているときに身を乗り出したり、話しの合間にうなずきやあいづちを入れたりすることは、「話を聴いてくれている」と感じさせる聴き方である。一方、視線をはずしがちだったり、腕を組んだり、足を組んだり、頬杖をついたり、上体をそらすような座り方をしたりなどは、「話を聴いてくれていない」「私のことを軽んじているのではないか」と感じさせる聴き方であり、聴く態度としては相応しくないものである。

　「きく」は「聞く」「聴く」「訊く」と表記することができるが、それぞれに意味がある。「聞く」は音が耳に入ってくることであり、「訊く」は「訊問（尋問）」が示すように、こちらが知りたいことを尋ねることである。「聴く」とは、相手のわかって欲しいことを理解しようとすることであり、相手の言いたいことの内容、言わんとしている問題点、その人独自のものの見方・考え方、気持ち・感情に積極的に耳を傾けることであり[3]、心と目によって集中的に聴くことである。

　援助者は、自分の耳や目といった自分自身のあらゆる部分を使って、被援助者の発しているすべてを聴こうとすることが求められているのである。知らないことに対して真摯（しんし）で、好奇心に満ち、粘り強く向かっていくからこそ、被援助者を大切にし、それぞれの共感性と独自性が発揮される関係を築けるのである。このように、よく聴くことによって、援助者と被援助者との間に信頼が生まれ、関係が築かれていく。そうした信頼関係（ラポール）は、ソーシャルワークやカウンセリングでは援助活動を展開していくために必要なものである。そのため、援助関係を築く初期の段階では、信頼関係を築くことに重点が置かれている。

C. 援助者の基本的姿勢

　援助関係において信頼関係を築くことは大切である。その信頼関係を築くためにも、そして信頼関係を崩さないためにも、援助者には被援助者への聴く態度が求められている。その援助者の基本的姿勢としてロジャーズは3つの要素をまとめている[4]。それは、無条件の積極的関心、共感的理解、純粋さ、である。

　まず、無条件の積極的関心と共感的理解について説明しよう。

　無条件の積極的関心とは、相手を批判したり説得したりするのではなく、相手の立場を尊重すること、温かさを持ってひたすら聴くことを意味している。そのとき、援助者は一時的に自分の価値観を横においておく必要が

ある。価値観は普遍的なものではないため、被援助者の価値観と異なることもある。だが、どちらの価値観が正しいという判断はできない。判断しようとすると、相手を批判、説得したくなるのである。初めての出会いのとき、援助者は、その出会いを成功させるべく自分のエネルギーと時間を全面的に被援助者に注ぎ、できる限りの関心を示すのである。非言語的コミュニケーションもフルに活用して、被援助者が援助を求めるまでの過程の中で味わってきたであろう労をねぎらい、歓迎していることを示していく。この姿勢は、援助関係の中で継続される。

2つめの共感的理解とは、被援助者の世界を「あたかも（as if)」援助者の世界として体験する、つまりは相手が経験したことをそのままにはわからないが、相手の枠組みにそってわかろうと努めることである。ここでも援助者は自分の価値観を横に置かなければ、「あたかも相手と同じように」感じたり、考えたりすることはできない。「あたかも」とは、相手のことをありのままに受けとめながらも、相手と同じようになってしまわず、巻き込まれていない状態をいう。平木は「あたかも」の質がなければ、共感ではなく、同感・同情であると区別し、「自分は相手のことがよくわかるとか、相手の身になって共感することができると自負する人」のほとんどは、共感しているのではなく、同感・同情していると指摘している(5)。

この2つの要素では、自分の価値観の扱い方が鍵となる。だれもがそれぞれに価値観をもっている。共通する社会や文化の中では、同じような価値観を身につけているだろうが、一人ひとりの価値観を見ていくと、全く同じものはないはずである。ただ同じような価値観に接し、細かな違いを指摘することなくすごしていると、自分の価値観が普遍的なものだと錯覚しやすい。時折、他者の価値観に違いを見つけてしまうと、相手の価値観を否定したり、非難したり、自分の価値観を押しつけたりしたくなるのである。しかし、それぞれの価値観を否定することなく、尊重することも可能なはずである。そのためには自分の価値観、こだわりがどのあたりにあるのかを知っておくと、相手との違いに気づきやすい。援助関係において、援助者は自分の価値観を横に置くというのは、自分の価値観をあらかじめ知っておくことで、自分のとは異なる被援助者の価値観を受けとめることができるようになるのである。

よく聴いて相手のことを理解するためには、相手からの情報を多く出してもらえるようにしなければならない。自分の価値観を横に置いた援助者のもとでは、否定や非難されることのない安心して話ができる場が提供されている。しかし、ただ黙って聴いているだけではなく、わからないことはもちろん、自己開示を促すような適切な質問もしていく。うなずきやあ

共感的理解

あたかも
as if

価値観

自己開示

133

いづち、相手の言葉を繰り返すことによって、被援助者の話は進んでいくだろう。だが、それだけでは被援助者は話を聴いて、わかってくれているのか、不安に感じることがある。コミュニケーションは、発信者と受信者との間でイメージするものや意味が必ずしも一致するとは限らない。そこで、わかったと思っていることでも、「私は～というように理解したのですが、これでいいですか」と確認することも大切である。このとき、確認したことが被援助者の言わんとすることであれば、被援助者は不安を除去することができる。逆に被援助者との間に異なる意味やニュアンスがあったとしたら、被援助者に再度説明を求めればよい。援助者の受け取り方が正解か不正解かをそれほど気にする必要はない。相手を理解するには、相手からの情報だけでは十分に理解できないこともあるし、こちらの受け取り方を確認する必要もある。確認した結果、誤りがあれば修正すればよい。

純粋さ（ジェニュインネス）
genuineness

　3つめの「純粋さ」とは、援助者が自分自身の感情に十分気づき、ありのままの自分を理解しようとすることである。援助者は自分自身に嘘をついてまで被援助者に共感的な態度を示したり、温かく振舞ったりしないことが大切である。援助者の嘘とは、被援助者を批判したくなったり、説得したくなったり、わからないのに共感しているふりをしたくなったりすることである。自分では気づきにくいのだが、嘘をつくと態度が硬くなったり、不自然になったりしやすい。抱えている問題が人に見せるのを躊躇したり、不安の強いものだったりすると、被援助者は、援助に期待しつつも、片や不安も感じる。いくら専門家といっても、よく知らない相手との関係を築こうとしているのだから、援助者をよく観察する。被援助者は援助者の嘘を見抜く鋭い力を持っている。嘘をついた、もしくは嘘をつこうとしている態度に援助者自身が気づき、そうした感情があることを認め、援助者自身の問題としてスーパービジョンなどを通して解決していく必要がある。

自己覚知
self-awareness

　また、対人関係においては、よく相性の良し悪しを言うことがあるが、援助者はそれを乗り越えて関係を築いていく。そのためには自分の感情をごまかすのではなく、向き合うことが必要である。それが「純粋さ」につながる。ソーシャルワークの中では、「自己覚知」といわれ、行動などの表面的なものだけでなく、感情といった内面的なものを含んだ自己理解が、援助者の養成過程ならびに継続的な課題として位置づけられている。積極的な関心や共感的理解を示すことで、信頼し合えるような深い関係を築きながら、家族や友達といった個人的な親しい関係とは異なる独特の関係を築いている。たとえ共感できないとか、好感をもてない被援助者だとしても、援助者が自分の気持ちを冷静に見つめられるならば、そうした感情をコントロールすることができる。たとえ自分自身だけでできなくとも、ス

スーパービジョン
supervision

ーパービジョンやカンファレンスなどで指導や助言を求め、改善すること
ができるだろう。

カンファレンス
conference

3. 援助関係における課題

A. 援助関係の見直し

　援助関係は、援助の対象となる問題をある程度限定し、明確にした上で
築かれていく。初期の段階では、被援助者の訴えている問題について、そ
の後どのようなことを考えていくかの目安を立てることが援助者の課題で
ある。訴えている内容だけでなく、その背景となることから問題とし、取
り組まなければならないこともある。しかしそのことに気づいていない被
援助者には、まず生きがたいと感じている訴えにそって、関心と共感を示
しながら聴いていく。援助者は被援助者の問題解決の方向に仮説を立てな
がら、被援助者のタイミングを見極めて自己探索を促していく。被援助者
のタイミングを見誤ると、被援助者は新たな困難を感じたり、反発したく
なる。タイミングがよければ、被援助者の内面を探る作業が活発になる。
タイミングを図るには、援助者の傾聴と共感が不可欠である。ここがうま
くできるかどうかが、援助関係の進行に影響をおよぼす。

自己探索

　中期には、被援助者が自己洞察を深め、具体的な問題解決を始め、それ
までのものとは違ったものを見いだしていく。援助が停滞したり、不調に
なりつつある場合は、既存の援助関係を見直し、再構築していくことが求
められる。例えば、タイミングをうまく見極め、自己探索を進めていく中
で、被援助者が変化を拒むこともある。これは、精神分析用語の「抵抗」
に類似している[6]。援助関係という独特な関係にあっては、被援助者が積
極的かつ協力的に解決や変化に臨むと思われがちである。しかし、多くの
人は変わることへの期待以上に不安を抱きがちになる。こうした気持ちの
表れは、ごく普通のことである。被援助者の不安や恐れを表したものと捉
え、意識化して、援助者と共に考えていくことが必要である。

自己洞察

抵抗

　また、被援助者が援助者に対して、的外れの特殊な感情や態度を向ける
ことがある。その種の感情を精神分析用語では「転移」または「感情転
移」と呼ぶ。この現象は精神分析だけでなく、あらゆる援助関係において
も起こることである。援助関係においては、援助者が被援助者に配慮した

転移
transferense

感情転移

135

り、共感的態度で接したりすることは、その専門性を駆使したものである。援助者は、被援助者の個人的感情を向ける対象ではないにもかかわらず、転移の感情が向けられるので、重要なテーマとなる。援助者は、被援助者に転移を起こしていることを指摘し、被援助者に気づかせた上で、問題を解決していく手助けをする。被援助者は、援助者に対する依存心や甘え、不安や怒りに気づき、その意味を理解し、そのような気持ちが不必要であることを納得し、とらわれから解放されるのである。

逆転移
counter-transferense

　その反対に援助者が私的感情をもつことを、「逆転移」という。援助者も人の子である。自分の気持ちに気づいているならば、少なくとも援助場面での混乱を避けることができるであろうし、援助者自身の問題解決に向けての助けを求めることも可能である。

　援助関係は、援助者と被援助者が、互いに自分自身の気づきによって成長し発展する。被援助者の気づきには、援助者の関心と共感によって促されるであろうし、援助者自身の気づきは、自己覚知やスーパービジョンによってなされるであろう。特に抵抗や転移などが起こったときには、被援助者が訴えている問題についてだけでなく、援助関係の場で起こっていることについても援助者と被援助者とで話し合うと、関係の中で気づきが促進される。そしてそれは、問題の背景にある事柄へ、被援助者が向き合う機会になる可能性がある。

B. 援助関係の終結

　援助関係の終結は、初めから設定された援助者と被援助者との別れである。関係を築き上げた後の別れには、寂しさや不安が伴うものである。しかし、変化し成長したことへの喜びやこれからへの期待もある。援助関係の終結とは、まさに「卒業」である。学校の場合は、修得すべき単位が示され、設定された期間内に修得すれば卒業となる。援助関係もその目標が達成されれば、卒業となる。だが、その目標の達成は、援助者と被援助者双方が納得しなければならない。納得できなかったり、納得することを拒む場合もある。特別な関係を築いてきただけに、関係がよければよいほど、離れがたさを感じる「分離不安」を示すものと考えられる[7]。この分離不安は、援助者・被援助者双方に現れる可能性がある。したがって、援助者と被援助者双方がこの分離不安に気づき、克服していく過程が終結に向けての課題となる。

分離不安

　援助者の課題への取り組みは、まず、被援助者と別れたくない気持ちを自覚することである。被援助者に頼られることで、援助者という役割にし

がみつこうとしているのかもしれない。また、援助者自身が過去に経験した別れの苦しみやつらさを再体験することを恐れているのかもしれない。そのようなときにも自己覚知を進めていくことが必要なのである。

さらに援助者と被援助者はともに、援助関係を振り返ることが課題への取組みとなる。その過程を通して、被援助者も終結に向けての取組みを行うのである。正当に援助関係で得られた成果を評価できれば、被援助者はそれ以降の自立と自己決定を促進していく大きな力を得ることにつながる。

援助関係の終結は寂しさと喜びとが同居する。その両面の気持ちを率直に味わい、分かち合いつつ、別れの作業をする。別れはつらいものだが、省略したりすることなく、その関係に悔いが残らないように、ある程度時間をかけて行っていく必要がある。援助関係の終結後の被援助者の生活に生きがたさが減り、かつ自分自身での解決方法を見いだす力をもたらすことが、最終目標といえよう。

注)
(1) 柳澤孝主編『臨床に必要な社会福祉援助技術』弘文堂，2006，pp.24-26.
(2) 柳澤孝主・坂野憲司編『相談援助の基盤と専門職』社会福祉士シリーズ6，弘文堂，2008，pp.44-46.
(3) 平木典子『カウンセリングとは何か』朝日新聞社，1997，p.48.
(4) 前掲書（1），pp.143-144.
(5) 前掲書（3），p.46.
(6) 前掲書（3），pp.95-103.
(7) 足立叡・佐藤俊一・平岡蕃編『ソーシャル・ケースワーク―対人援助の臨床福祉学』中央法規出版，1996，pp.136-137.

ジェネリックポイント

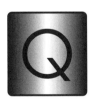

共感的理解と同感・同情の違いが「あたかも」の質の違いとありましたが、もう少し説明してください。

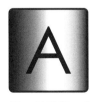

たとえば、「キャンプ場でシャワーを浴びようとしたら、水しか出てこなかった」とガタガタ震えながら話している人が目の前にいたとします。たいていの場合、「かわいそうに」とか「気の毒に」と思うでしょう。でもこの思いが言葉になるまでに、どれくらいその人の体験的現実に近づく努力を

したがが、「あたかも」の質の違いにつながると考えられます。体験的現実に近づく努力することなしに発した言葉ならば、それは「同情」です。同情とは私はそんな体験をしなかったという枠組みで発しているのです。また、その人の体験したことが理解できないからといって、同じように冷たいシャワーを浴びてガタガタと震えるのは「同感」ですが、そこまでする必要があるかどうかは疑問です。「共感」は、これまでの自分の経験をもとに、想像力豊かに相手の体験した現実をイメージし、そこに近づいていく努力をしていくことです。そのうえで発した「かわいそうに」「気の毒に」という言葉は、その努力をしなかったときとは違ったものとなるでしょう。

私は人と話しをするとき、相手の目をじっと見る癖があるようです。先日、友だちと話しているときに「目が怖い」と言われました。どうしたら直せますか。

目を見て話しをする、というのは社会や文化が異なれば、むしろ好ましい態度となります。しかし、日本では、目を見て話すということに抵抗を示す人が多くいます。気づかなかった癖を指摘してくれる友だちがいることは、あなたにとって幸運なことです。指摘されたことを直そうという姿勢は買いますが、簡単に直せるものではないと思います。相手の目をじっと見るときは、どんな状況なのでしょうか。話を真剣に聴こうとしているときで、その真剣さゆえのことであるなど、意味づけができるかもしれません。それができれば、そんな自分がいるんだとわかっていることが大切なのです。無理に直そうとするのではなく、あるがままの自分を受け入れることがあればこそ、被援助者に対して関心と共感をもって接することができるのではないでしょうか。

■理解を深めるための参考文献

● 足立叡・佐藤俊一・平岡蕃編『ソーシャル・ケースワーク—対人援助の臨床福祉学』
中央法規出版，1996.
　対人援助の意味を問いつつ、援助者がなすべき方向性も指示している著書である。
● 米村美奈『臨床ソーシャルワークの援助方法論—人間学的視点からのアプローチ』み
らい、2006.
　医療ソーシャルワーカーだった筆者が、事例を通して、クライエントを生活の主体者
として捉え、そのクライエントとの関係性の中で援助していこうとするソーシャルワー
カーとしての態度を検証した著書である。
● 岩間伸之『逐語で学ぶ21の技法　対人援助のための相談面接技術』中央法規、2008.
　対人援助に必要な相談面接技術を理解し、実践に活かせるように解説されている。ま
た相談面接の逐語記録とそれに対する指摘もあり、面接の奥深さと難しさも味わえる
著書である。

 コラム　「ありがとう」は褒め言葉？

　ある当事者団体の電話相談では、研修を受けた会員がボランティア
で相談を受けていた。その団体の事務局から「相談電話に対して苦情
が入った」と筆者に連絡があり、相談員への指導を依頼された。苦情
の内容は、やっとの思いで電話をかけて自分の話を聞いてもらいたか
ったのに、相談員が一方的に自分の経験に基づく話をし、何のための
相談電話なのかというものだった。相談者は電話を切った後、しばら
く考えた上で、「私と同じような思いを抱く人が出ないように対処し
てほしい」との思いから事務局へ電話してきたようだった。

　苦情の対象となった相談員Aさんは、相談を受けるようになって
まだ日の浅いボランティアであった。その相談時のことを尋ねたが
「相手の方から『ありがとうございました』と言われ、嬉しかったん
です」と苦情が入ったことに当惑した様子だった。つまりAさんは
相談者に自分の対応をほめてもらったと思っていたのである。ほめら
れるような何を言ったのかを尋ねると、「同じような経験があるので
アドバイスしたことかしら」とAさんは言った。

　当事者同士に共通するのは、同じような経験である。しかしあくま
でも「同じような」であり、同じではない。Aさんのアドバイスに
対してかけ手の反応を尋ねると、Aさんの記憶がはっきりしなかっ
た。「一生懸命伝えたかったのかしら？」と尋ねると、そうだと言
う。そして最後の「ありがとうございました」につながるとなると、
「ありがとう」は感謝の意なのだろうかと投げかけてみた。当然そう

だと言うＡさんに、他の場面を想像してもらった。すると「もう結構」という意味があることに気づいた。

　苦情の言葉を考えると、その相談者はアドバイスが欲しかったわけではなかったと思われる。それなのに同じような経験だと張り切ってしまったＡさんは、自分の思いを相手かまわず話していたことになる。Ａさんはそこで初めて、自分の対応に苦情が寄せられたことを理解したのである。それまでは相手に褒められた対応なのに、なぜ責められなければならないのかと思っていたようだった。

　この事例は専門職ではなくボランティアによるものだから、と思う読者もいるだろう。だが、ここで言いたいのは、対人援助をしていく上では、褒められたときでさえも、自分の対応、とくに聴く姿勢について、これでよかったのかと問い続けていかなければならないということである。褒められたと喜んでいるだけでは、よい聴き手とはなれないのである。

第8章 面接技法

1

ソーシャルワークにおける面接の意義とは何か、
面接の種類と扱う問題について理解する。

2

面接を進めていく上で
望ましい面接室の条件とは何か、
面接者とクライエントの位置関係について考える。

3

面接を進める上で
受理面接、処遇面接、治療面接それぞれにおいて
何をしなければならないのかを考える。
コミュニケーションに問題があるクライエントへの対応、
面接の中でのあるべきではない感情の扱い、
クライエントの健康な自我へのアプローチについて考える。

4

面接技法の中で
精神分析療法、クライエント中心療法、行動療法、
マイクロ技法について理解を深める。

1. 面接の機能と構造

A. ソーシャルワークにおける面接の意義

　面接はさまざまなところで、さまざまな目的のもとに行われている。入社試験や入学試験のような選抜を目的とした面接もあれば、調査を目的とした面接もある。これらの面接は、面接者のニーズに基づき構成される。それらとは違って、ソーシャルワークやカウンセリングにおける面接とは、援助関係を築き上げ、問題解決へとつないでいく過程で実践される援助技術である。技術である以上、客観性と科学性が求められるが、対人関係の中で展開されるものであるため、面接者はクライエント（被面接者）の体験的現実や生活世界といった主観的なものを理解していくことも求められている。ソーシャルワークやカウンセリングでの面接に対して、話をするだけでなぜ問題解決が図れるのか、と疑問をもたれることもある。それは、問題を抱えて硬くなった自分の心の内を、第三者である面接者に語ることで、それがクライエントにとって鏡となり、自分自身の気づきや発見につながり、問題への対処方法を見いだすものだと考えられるからである。クライエントの体験的現実や生活世界は、クライエントの性格だけでなく、どのような社会生活を送っているかも関連している。だから、面接者と被面接者の関係は、第7章で触れたように、面接者の助言によってクライエントの変化を生み出すのではなく、被面接者が主体で、面接者はその伴走者としてかかわることが必要である。面接者の意向を伝え、それによってクライエントの変化を導くことは、被面接者の主体性を脅かしかねないものである。

ソーシャルワークやカウンセリング、さらに加えて心理療法は、対人援助活動の中で、面接を援助技術として利用する代表的なものである。この3つそれぞれには、個人を対象とする面接（それぞれをケースワーク、個人カウンセリング、個人心理療法と呼ぶ）と集団を対象とする面接（それぞれをグループワーク、グループカウンセリング、集団心理療法と呼ぶ）とがある。ここでは3つの体系の位置関係を理解するため、個人を対象と

援助技術

クライエントの体験的現実

生活世界

B. 面接の構造

ケースワーク

する面接技法をみていこう。

　ケースワーク、カウンセリング、心理療法は、それぞれが互いに重複する側面と、独立した領域を持つ側面とがあるとして、アプテカーは図8-1のように表した[1]。ケースワークよりもカウンセリング、さらにカウンセリングよりも心理療法が、個人の内面、パーソナリティの深層面、無意識的側面へと掘り下げて問題にかかわることを示した。逆に、心理療法よりもカウンセリング、カウンセリングよりもケースワークが、個人の社会的側面にかかわることを指摘している。つまり、ケースワークは、クライエントの社会生活の側面に主に焦点を合わせた援助の技術・体系であり、社会的諸サービスの効果的活用のもとに展開されるもの、カウンセリングは、心理学を主たる基盤にした援助技術・方法であり、問題を契機にクライエントの人生がより適応状態になるよう、また人間的発達を促すよう展開されるもの、心理療法は、精神医学を基盤とした治療的対人関係によって精神疾患を治療するものとして位置づけられている。

アプテカー
Aptekar, Herbert H.

個人の内面

パーソナリティの深層面

無意識的側面

個人の社会的側面

図8-1　ケースワーク、カウンセリング、心理療法の重なりについて

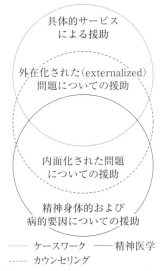

具体的サービス
による援助

外在化された(externalized)
問題についての援助

内面化された問題
についての援助

精神身体的および
病的要因についての援助

　　　　　ケースワーク　　　精神医学
　　　　　カウンセリング

出典）アプテカー，H. H.著／坪上宏訳『ケースワークとカウンセリング』誠信書房，1964，p.122.

　このように3つの体系の位置関係は、どのような問題を扱うかという大まかな区分を理解するのに役立つものの、同一平面上に図式化するほど単純なものではない。重複した領域が示すように、クライエントの抱える問題を個人の内面もしくは社会的側面に分けることは難しい。そこで、ケースワークであろうと、カウンセリングであろうと、心理療法であろうと、何を目的とした面接なのか、すなわち治療を目的とした面接（治療面接）

なのか、福祉サービスの提供を目的とした面接（処遇面接）なのかに分けて、扱う問題を整理してみよう(2)。

治療面接

　治療面接は、心理的な問題を中心に扱い、医療・社会福祉・教育・司法などの専門機関や施設で行われる。具体的に扱う問題は、子どもと大人とで違いがある。

　子どもの場合は、親子関係もしくは家庭環境などが原因もしくは誘因と考えられる食思不振、過食、遺尿症、夜驚症、吃音、チック、不登校、その他さまざまな神経症習癖や問題行動など、心因性の軽い情緒的な問題が対象として考えられる。一方、大人の場合は、不安神経症、強迫神経症、ヒステリー、さまざまな恐怖症（高所恐怖症、閉所恐怖症など）など、さまざまな神経症や反応性のうつ症状、高血圧や胃腸障害などを伴う心身症、アルコール依存症、職場内の不適応問題、家族内問題など、対象とする問題に広がりが見られる。

処遇面接

　処遇面接は、クライエントが社会的に適応していくために必要な福祉サービスの提供や援助をすることである。社会福祉にかかわる援助のため、ソーシャルワークとして行われることがほとんどである。しかしながら、一言で処遇といっても、その性質や機能によって処遇の内容・対象が異なる。たとえば、経済的困窮者に対して行われる、福祉事務所による生活保護法に基づくクライエントの生存権の保障と自立助長もあれば、居住型施設での施設生活への適応を促すことや対処に向けての調整などもある。

　いずれの面接も、その基盤となる考え方や援助の方法によって分けられ

面接の目的

るが、その目的は「パーソナリティの変容と適応の改善を図る」(3)ことである。治療面接の対象で示したように、ソーシャルワーク、カウンセリング、心理療法とも扱う問題は広くなってきている。ソーシャルワーカーだから、福祉サービスの配分をする処遇さえすればよいという考え方では、クライエントへの援助となる面接は十分とはいえない。カウンセリングや心理療法でも、心の内面だけでなく、クライエントの社会との関係にも着目する動きがある。パーソナリティの表層部分と社会関係、パーソナリティの深層と役割分担するのではなく、いろいろな援助のあり方が提供されることは、クライエントにとって有益なことである。もちろん、それを1人で行うことは難しいが、たとえばソーシャルワーカーならば、ソーシャルワークという自分の専門性を基盤として、隣接領域であるカウンセリングや心理療法の基本的な知識をもつことだけでも違う。ソーシャルワークの展開における限界を見極めることができるようになるだろうし、さらに自分と同じ専門性をもつ人だけでなく、異なる専門性をもつ人との連携の必要性を認め、求めていくようになるかもしれない。そうすれば、面接

を使った援助技術という共通項をもった専門職同士の協働も活発になる
だろう。

2. 面接の環境

A. 面接を行う場所

［1］面接室での面接

　面接を行うにあたっては、面接者とクライエントとの関係といったソフ
ト面と面接を実施する場所といったハード面のどちらも、クライエントを
迎え入れるための準備として必要な条件である。クライエントが自分の抱
えている問題を安心して見ず知らずの他人に話す場として、配慮された空
間が求められるはずである。だがハード面での配慮がなされているところ
が少ないと白石は指摘し、望ましい面接室の条件を7つ挙げて、クライエ
ントを大切に思う気持ちを表すことの意義を示している(4)。

望ましい面接室の条件

　まず、面接室は独立した部屋で、面接内容がもれず、かつ外の音が聞こ
えないことを求めている。そして、面接室に相応しい配色がなされ、でき
れば窓があり、適切な明るさをもつ部屋であること、適当な広さがあるこ
とも求めている。また、特に治療面接では、面接に1時間程度の時間を費
やすことから、座りやすい椅子を用意し、部屋には花や風景画などを飾り、
殺風景で事務的な感じを与えないような配慮された家具や調度品も求めて
いる。さらに機関や施設での面接室の位置についても、クライエントにと
って心理的に入りやすいところを、その機関や施設の性格によって配慮す
る必要性があると述べている。

［2］生活場面面接

生活場面面接

　生活場面面接とは、クライエントが生活する場面、すなわちクライエン
トの居宅や居室、ベッドサイド等で行う面接のことである。生活保護・公
的扶助にかかわる面接では、クライエントの居宅を訪問して行われること
（居宅訪問面接）が重視されている。それは、クライエントの生活環境を
観察もできることから、虐待等のリスクの発見につながったり、クライエ
ントの生活全般の情報を具体的に知る機会にもなったりする。だが、面接
室では設定しやすい時間の枠が設定しにくかったり、クライエント以外の

居宅訪問面接

人が近くにいて面接の中身を深められなかったりすることもある。

施設や医療機関での生活場面面接を行う際には、面接内容が漏れないよう配慮しなければならない。クライエントの身体面にも配慮し、面接時間等の設定にも配慮が必要である。

B. 位置関係

座る位置

　面接者とクライエントの座る位置関係は、面接でのクライエントの話しやすさにつながる。図8-2は、面接者とクライエントの座る位置と視線の先を矢印にして加えたものである。どの位置関係が話しやすいかは、クライエントによって異なるが、①のように正面で向き合うよりも、②のように90度の角度、もしくは③のように斜めになってハの字の位置関係で座ったほうが、クライエントに緊張感や不安感をもたらしにくいとされる。特に私たちは、人と話すときに相手の目を見て話すということを頭で理解していても、実際に目を合わせるのはときおりだけである人が多い。それは日本人の多くは視線恐怖だからだという説もある。だからこそ、多くの人に②と③の位置関係が好まれる。ときどき視線を交わすことによって、面接者が自分に関心を持って聴いてくれている、という安心感をクライエントが得られるからである。また④の位置関係は、車いす介助をしたときの介助者と介助される人との位置関係でもあり、精神分析の父、フロイトが行った自由連想法での面接者とクライエントとの位置関係になる。

　また⑤のように横向きで並ぶのも、互いの視線を合わせにくいが、存在を近くに感じる位置関係であるため、距離感を近づけたいと思っているクライエントにとって、好まれる位置関係である。子どもや認知症の高齢者との面接では、この位置関係で行うことが多くなる。

　⑥のような背中合わせの位置関係は、非言語的コミュニケーションがかなり少なくなることから、相手の様子がわかりにくく、面接の位置関係としては好まれないものである。しかしながら、電話相談を想定して行う際のトレーニングとしては、この位置関係でロールプレイを行うことが効果的である。

視線の高さ

　また視線の高さも影響する。面接者がクライエントを見下ろすような状況では、クライエントは話しにくい。クライエントが小さな子どもや、座っている状態のとき、もしくはベッド上に横になっている状態のとき、視線の高さを近づけるため、腰をかがめたり、腰かけたりすることが求められている。

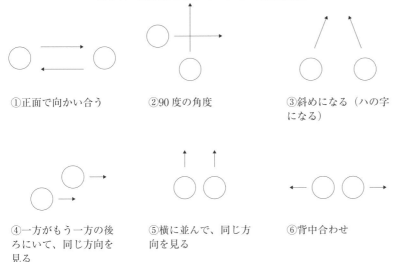

図 8-2　面接者とクライエントの位置関係

①正面で向かい合う

②90 度の角度

③斜めになる（ハの字
になる）

④一方がもう一方の後
ろにいて、同じ方向を
見る

⑤横に並んで、同じ方
向を見る

⑥背中合わせ

注）矢印は視線の方向を指す.

さらに、二者関係の距離にも配慮が必要である。「パーソナルスペー
ス」と呼ばれる安心できる空間を誰もが持っている。そのスペースを無視
して安易に近づきすぎることは避けるべきである。

3. 面接の留意点

A. 受理面接の意義

受理面接は、それを主に行うインテーカーが行うこともあれば、その後
の面接を担当する者が行うこともある。クライエントは面接者に何を話し
たいのか、何を聴いて欲しいのか、何を伝えようとしているのか、面接者
に何を望んでいるのか、などをよく聴くことで、クライエントの真の主訴
を的確に把握していくのが、受理面接での目的である。クライエントが面
接を希望して来たとしても、見ず知らずの他人に自分のことを語るには、
ラポールが築き上げられる前の関係である以上、すべてを話したくても話
せないかもしれない。またクライエント本人が不本意ながら面接を申し込
んだ場合や過去の面接経験の印象の悪さなどから、面接者に対する不信や
不安があって、話す範囲を狭めてしまうかもしれない。そこで、言語的コ

受理面接

ラポール
rapport
信頼関係

147

ミュニケーションのレベルによる内容だけで判断するのではなく、クライエントの問題に対するかかわり方やクライエントの体験的現実にできる限り近づき、面接の見通しを立てることが求められる。

　まずは、面接を実施するかどうかの判断である。クライエントが選んできた機関だとしても、その選択が妥当であるかどうかは、面接を行う側が判断しなければならず、もしその機関の性質上、面接ができないのならば、適当な機関を紹介する必要がある。また面接を実施するのならば、だれが担当するのかを検討しなければならない。

　処遇面接の場合は、クライエントの問題に対する社会資源の活用や福祉サービスの提供によって、1回の面接で終結することもあるが、治療面接の場合は、継続した面接が想定されるため、受理面接の役割もより重視される。近年、ソーシャルワーカーやカウンセラーなどが広く知られるようになり、心理的な問題についても関心が高くなっている。そのために治療面接が扱う問題と同じ現象に対して、社会的因子や環境的因子、成長発達の程度や性格から生じる個人差などを考慮しないまま、必要以上に問題視する人やすべてが面接で解決できると思う人も増えてきた。たとえば、子どもが食事を摂らないことが心配だ、という親が面接を求めてやってきたとしよう。子どもの食思不振は治療面接が扱う問題の1つであり、子どもと周りとの関係や環境が原因または誘引として考えられる場合には、面接を展開する必要があろう。しかし、急激な体重の変化や強い身体症状がある場合には、面接ではなく、むしろ医療機関での診察が必要であろう。また、3度の食事はあまり食べていないが、体重減少もなく、さほど行動にも変化が見られないならば、子どもの生活をよく見るよう勧めてみることも1つである。子どもがおやつを食べ過ぎてご飯が入らないだけなら、食事時間を考慮したおやつの時間と量を決めて、子どもに守らせるよう指示するだけでいいかもしれない。来る者を拒むわけではないが、すべてを面接で解決しようとしないという姿勢も大切である。

B. コミュニケーションに問題があるとき

　面接はコミュニケーションによって展開されていく。言語的コミュニケーションだけではなく、非言語的コミュニケーションも含んだものであることはいうまでもないが、私たちは言語による情報を一義的に捉えてしまいやすいため、言語的コミュニケーションが発達途上の子どもや加齢や障害によってコミュニケーションがうまく図れない人との面接には困難を感じやすい。

たとえば子どもで、言語化できなかったり、言語そのものが貧弱であったりする場合、言葉に頼りすぎると、ある特定の思いに固執してしまうこともあるので、非言語的コミュニケーションでの意思疎通にウエイトを置いたアプローチの検討が必要になる。また症状や問題行動によって、何かを伝えようとする子どももいるので、そのメッセージを探っていく必要もある[5]。

また問題を抱えた本人ではなく、周りにいる家族などがその問題を語る場合もある。語られた内容が現象的に正確であっても、本人にしかわからない背景があることを、面接者は理解しておく必要がある。家族療法では、問題を抱えた人をIPと呼ぶが、その意味は「患者とされた人」である。IPを含む家族が面接の場で一堂に会することができるならば、IPの問題について家族一人ひとりがどのように思い、どのようになって欲しいのかをIPが整理して知ることができるし、逆にIPが問題（とされていること）をどのように思い、どのようにしたいのかを家族が知ることができる機会を面接者は与えていく。しかしながら、問題を抱えた本人のコミュニケーションに障害があったり、未熟であったりする場合には、面接者は問題を抱えた本人と家族との通訳になっていくことも求められる。

子どもを対象とした面接の留意点

家族による代弁

IP
identified patient または index patient の略。

本人と家族との通訳

C. こじれた感情

面接者がクライエントに配慮し、共感的態度で接するのは、その専門性を駆使したものであり、面接者はクライエントの個人的感情を向ける対象ではない。にもかかわらず、面接を通じて築かれる特別な関係の中で、そこにあるべきではない感情が登場してくることがある。それが「転移」である。本来、身近な人に向けられるべき感情であるにもかかわらず、それが面接者に向けられることから、とくに治療面接において、クライエントの重要なテーマとなる。クライエントが抱える問題、もしくはその背景となる対人関係でのクライエントの傾向を知ることが、問題解決への大きな転換点になるからである。

転移にはプラスのものとマイナスのものがあり、それぞれを陽性転移、陰性転移と呼ぶ[6]。

陽性転移は、クライエントが面接者に対して愛着や恋愛感情にも似た感情をもつことである。クライエントが自分の話に耳を傾け、よく聴く態度を貫いている面接者に対して、独占したくなるような、かけがえのない人に思うのはある意味当然である。そのような気持ちのクライエントは、面接に積極的になり、また面接者の個人的なことへの関心も高まる。しかし

転移

陽性転移

面接の場では、面接者は援助者としての役割で対応する。それはクライエントにとって期待した反応ではなく、物足りなさを感じるであろう。すると、陰性転移へと変化することもある。自分の思い通りにならない面接者に対して、嫌悪や攻撃的感情を持ち、文句を言ったり、黙り込んだり、面接に遅刻または直前にキャンセルしたりする。

こうした感情がもたらす重要なテーマに面接者が気づかなければ、面接者はクライエントに振り回されることになる。陽性転移を向けられているときには、振り回されていることに気づかずに、悪い気もしないだろう。しかし、面接者にはクライエントとの間に保たれるべき心的な距離がある。クライエントのプラスの感情に惑わされて、心的な距離を縮めるようなそぶりを見せた後で、面接者であることを再認識し、関係を見直そうとすれば、クライエントの陰性転移はより強いものとなるだろう。陰性転移を向けられることは、普通の対人関係ではつらいことだろう。しかし面接という援助過程の中での感情として扱うのであれば、そこからクライエントの新しいものの見方が生まれる可能性をもったテーマとなる。面接者は、自分の感情を一時的に横において、クライエントの変化に付き添っていかなければならない。

面接者も人の子である。クライエントと同じように感情をこじらすことがある。それを「逆転移」という。とくに経験の浅い面接者や、自分自身に転移を起こすような未解決の問題を抱えている面接者は起こしやすいといわれている。逆転移を起こすということは、面接者が自分の問題のためにクライエントに巻き込まれて、援助することが難しくなるのである。

だからこそ、面接者は、自己覚知を進めていく中で、感情に振り回された無意識の言動をしないように心がけることが求められる。またスーパービジョンやケースカンファレンスを通して、指導や助言を求めることも必要である。特に治療面接の際には、クライエントを傷つけないためにも、また面接者自身を守るためにも、独りよがりにならないよう、十分に心がけて、面接でのかかわりや面接者自身の心の動きなどの振り返り作業を行わなければならない。

D. クライエントと問題の捉え方

面接に臨むクライエントは、何らかの問題を抱えた人ではあるが、クライエントにとってはその「問題を抱えた人」という役割だけを担っているのではない。だが、面接者として接していると、つい「問題を抱えた人」としか見なくなりやすい。つまり、ネガティブなところに注目しがちにな

る。しかしながら、クライエントは問題を抱えながらも生活をしている人でもある。だから、クライエントのもつ健康な自我や残存機能などへの働きかけも必要となる。実生活の中で活かされているクライエントの長所や日常生活での楽しみといった話題を面接の中に取り入れることで、クライエントの健康な自我が機能しやすくなり、それに反して問題行動は消退していく[7]。または、そのことがきっかけとなって、問題と捉えていたものに固執していたことに気づき、新しい捉え方が発見できるかもしれない。処遇面接の際にも、個人の社会関係の全体性ならびに全体的自己に視点を据え、個人の側の人格的全体性を損なうことなく、各制度領域間のサービスを調整しながら有効に活用していく必要がある。健康な自我への働きかけは、治療上、処遇上においても重要な意味をもつ。

健康な自我

個人の社会関係の全体性

全体的自己

4. 各種面接技法

面接技法は、さまざまな理論に基づき、さまざまな技法がある。ここでは精神分析療法、クライエント中心療法、行動療法、マイクロ技法について、説明していこう。

A. 精神分析療法

精神分析療法[8]とは、フロイトの精神分析学、すなわち精神力動の理論を基盤とするものである。クライエントのパーソナリティ構造を、過去から現在におよぶ生育歴、もしくは生育歴の分析の中から明らかにしようとする。具体的には、幼児期の体験を重視する。養育環境、親の夫婦関係、親子関係、など家族環境がどのようなもので、そこでどのようなパーソナリティが形成されたか、幼児期に重大な出来事はなかったか、などを取り上げていく。つまり、幼児期を中心にした過去のさまざまな要因が、現在の問題を扱う上で手がかりとなると考えている。今日までの間、さまざまな流派に分かれている。

精神分析療法
psycho-analysis therapy

フロイト
Freud, Sigmund

クライエント中心療法
client-centered therapy

ロジャーズ
Rogers, Carl Ransom

B. クライエント中心療法

クライエント中心療法[9]とは、ロジャーズが提唱したもので、クライエ

ントの感情や思考に対して、無条件の積極的関心をもち、共感的な理解を示し、その人を受容することで、クライエントの自我機能が回復すると考えられている。人はもともと、自らが成長していく力をもち、自己の一貫性を保ち、自己実現を目指すものと考えられているので、面接者の徹底した共感と受容によって、クライエントは自信を回復していく。

C. 行動療法

行動療法[10]とは、実験によって確立された学習心理学の理論・法則に基づいた、一連の治療技法である。その一連の技法の代表的なものが、古典的条件づけとオペラント条件づけによるものである。

古典的条件づけとは、中立的刺激を条件刺激に変えるものである。ワトソンとレーナーによる幼児への恐怖の条件づけの実験が有名である。また、この実験の続編とも言えるジョーンズの恐怖反応の消去条件づけの実験は、この理論に基づく主要な治療技法の1つである「系統的脱感作」の原型ともなっている。

オペラント条件づけとは、自発的な行動を何らかの報酬によって強化していく、またはその逆に罰を与えることにより強化因子を撤去するものである。つまり、子どもが親の望むようなことをしたときにほめられ、褒美をもらうが、その逆にいたずらをすると怒られ、おやつをもらえないというようなことである。報酬によって強化する技法を「漸次的接近法」、罰によって強化因子を撤去する技法を「強化撤去法」と呼ぶ。

D. マイクロ技法

マイクロ技法[11]とは、面接のときのコミュニケーションの技法の単位のことである。いわゆる「折衷派」と呼ばれる技法で、アイビイによって開発された。

マイクロ技法の基礎となっているのは、「基本的かかわり技法」である。それには、文化に適合した視線の位置、話をよく聴いているという態度をクライエントに伝える身体言語、クライエントの話題に関心を向け、それを妨げない言語的追跡、声のトーンといった非言語的コミュニケーションを中心とした「かかわり行動」「クライエント観察技法」、クライエントの話をよく聴くために繰り返しなされる「開かれた質問、閉ざされた質問」「はげまし、いいかえ、要約」「感情の反映」「意味の反映」が含まれている。この基本的な技法で、クライエントの抱える問題を見たり、聞いたり、

行動療法
behavior therapy

古典的条件づけ

ワトソン
Watson, John Broadus

レーナー
Rayner, Rosalie

恐怖の条件づけの実験
11ヵ月のアルバートという男児に白ネズミを見せるたびに耳元でドラを鳴らし続け、白ネズミ恐怖症にした。

ジョーンズ
Jones, Mary Cover

系統的脱感作

オペラント条件づけ

漸次的接近法

強化撤去法

マイクロ技法
micro skills

アイビイ
Ivey, Allen E.

基本的かかわり技法

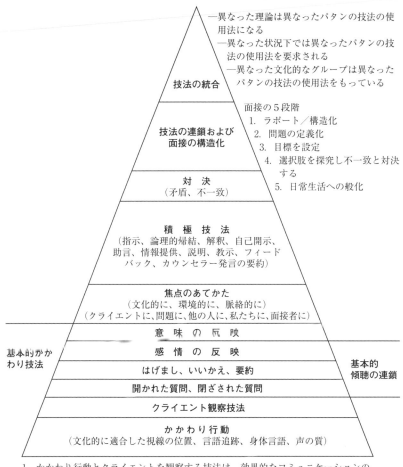

図8-3　マイクロ技法の階層表

―異なった理論は異なったパタンの技法の使
用法になる
―異なった状況下では異なったパタンの技
法の使用法を要求される
―異なった文化的なグループは異なった
パタンの技法の使用法をもっている

技法の統合

面接の5段階
1. ラポート／構造化
2. 問題の定義化
3. 目標を設定
4. 選択肢を探究し不一致と対決
する
5. 日常生活への般化

技法の連鎖および
面接の構造化

対　決
（矛盾、不一致）

積　極　技　法
（指示、論理的帰結、解釈、自己開示、
助言、情報提供、説明、教示、フィード
バック、カウンセラー発言の要約）

焦点のあてかた
（文化的に、環境的に、脈絡的に）
（クライエントに、問題に、他の人に、私たちに、面接者に）

意　味　の　反　映

感　情　の　反　映

はげまし、いいかえ、要約

開かれた質問、閉ざされた質問

クライエント観察技法

かかわり行動
（文化的に適合した視線の位置、言語追跡、身体言語、声の質）

基本的かかわり技法

基本的傾聴の連鎖

1. かかわり行動とクライエントを観察する技法は、効果的なコミュニケーションの
基礎を形成しているが、これはかならずしも訓練のはじめがふさわしい場所であると
いうわけではない。
2. かかわり技法（開かれた質問と閉ざされた質問、はげまし、いいかえ、感情の反
映、要約）の基本的傾聴の連鎖は、効果的な面接、マネジメント、ソーシャルワー
ク、内科医の診療時の面接やその他の状況下でたびたび見出される。

出典）アイビイ，A.E. 著／福原真知子・椙山喜代子・國分久子・楡木満生訳編
『マイクロカウンセリング』川島書店，1985，p.8.

感じたりしたのと同じように、援助者にその問題を理解させることを可能
にしていく。さらに、クライエントの話の流れを方向づける「焦点のあて
かた」やクライエントに特別な行動をするように指示したり、クライエン
トが抱えている問題に対する新たな枠組を与える解釈をしたりする「積極
技法」と続く。さらにその上位には、クライエントの行動の矛盾や不一致
の部分を捉えて、心の葛藤の再検討を促す「対決」がある。ここまでの
「かかわり技法」「焦点のあてかた」「積極技法」「対決」といった4つの
技法の習得を通して、多様な技法の連鎖が必要に応じて起こり、面接の構

焦点のあてかた

積極技法

対決（直面化）

153

造化が図られ、「技法の統合」による自由自在の活用が可能になると考えられている。効果的な面接を展開させるために、いろいろな技法の長所を取り入れたものだが、平木は、マイクロ技法を面接者の力量にかかっている技法だと指摘している[12]（**図8-3**）。

　面接技法はこの他にもたくさんある。熊倉[13]は、「面接者は専門理論のネットワークの中に身を置き、それと私の考えをつき合わせてクライエントと話し合う」とし、著名な先人たちの理論と自分自身の考えの間には矛盾やジレンマがあり、それを実践の中で折り合いをつけていくと示している。技法というと小手先の技術のように思われるかもしれないが、そうではない。著名な先人達が編み出した理論から、自分にとっての軸となる理論や技法を見つけ、身につけていくことが大切である。さらに、自分が実践の場で考えを導き出せるような学びも必要である。そして、矛盾やジレンマを感じながら、かかわりを問い続けていくことも必要なのである。

注)
(1)　アプテカー，H. H. 著／坪上宏訳『ケースワークとカウンセリング』誠心書房，1969.
(2)　白石大介『対人援助技術の実際―面接技法を中心に』創元社，1988，pp.10-14.
(3)　前掲書（2），p.16.
(4)　前掲書（2），pp.18-23.
(5)　宮本和彦編『現代の児童福祉』福村出版，2000，pp.112-120.
(6)　平木典子『カウンセリングとは何か』朝日新聞社，1997，pp.97-103.
(7)　前掲書（2），pp.209-210.
(8)　前掲書（2），pp.131-135.
(9)　前掲書（2），pp.135-139.
(10)　前掲書（5），p.118.
(11)　アイビイ，A. E. 著／福原真知子・椙山喜代子・國分久子・楡木満生訳編『マイクロカウンセリング』川島書店，1985.
(12)　前掲書（6），p.118.
(13)　熊倉伸宏『面接法（追補版）』新興医学出版社，2003，p.99.

┃理解を深めるための参考文献
●熊倉伸宏『面接法（追補版）』新興医学出版社，2003.
　心の相談のための面接法をまとめた著書であるが、その原点は人との出会いであるとしている。たんなるハウ・ツーではなく、人間を学ぶことの意味も深まる内容である。
●福祉臨床シリーズ編集委員会編（坂野憲司・柳澤孝主責任編集）『臨床ソーシャルワーク事例集―精神保健福祉援助演習』弘文堂，2005.
　精神保健福祉の臨床現場での事例を集めたものだが、実践の中で困難を感じながらもかかわるソーシャルワーカーを通して、学ぶべきものが多い著書である。

ジェネリックポイント

「望ましい面接室の条件」について書かれていましたが、実習先の施設には面接室がありませんでした。そのような施設での面接はどのように行われるのですか。

「望ましい面接室の条件」通りの面接室が用意できなければ面接ができないということはありません。面接室のない施設は多いのです。ハード面で大切なことは、面接時にクライエントが安心して話ができる場所の確保なのです。周りの声が聞こえてしまうような場所しかないならば、衝立を立てて面接の様子が見られないようにするとか、面接中であることを周りで働く同僚に伝えて協力を仰ぐとか、面接者の工夫によって、できる限りのことをしていくしかないのです。たとえ面接室か用意されている施設であっても、クライエントによっては面接室へ来られない人もいます。ベッドサイドでの面接をする際には、面接時間を設定せずに、クライエントが話せる状況のときに行うこともあります。

相性の悪いクライエントとは、どのように接していけばよいですか。

面接者はクライエントとの相性うんぬんで、面接の過程に影響があってはなりません。しかしながら、面接者も人の子です。苦手なタイプの人をクライエントとして迎えることがあります。そのようなときでも、面接に支障がないように、面接者は訓練されていなければなりません。それは自分の感情を押し殺すのではなく、自分の感情に素直に気づくことなのです。気づくことによって、その感情を一時的に横に置き、クライエントに対し、余計な思いを抱かずに接する努力ができるのです。

コラム　座る位置と心的距離

　1980年代のフランス映画で「ギャルソン！」という作品がある。パリのカフェで働くギャルソンたちの日常を描いたものだが、その中には、彼らの目を通して、カフェに来るお客の人間模様も映し出していた。ある男女のカップル客についての描写が印象的だった。そのカフェに初めて2人が訪れた際には、テーブルを挟んで向かい合っていた。ギャルソンたちは、そのカップルが向かい合ったままの関係なのか、それとも横に並んで座るような関係になるのかを賭け始める。そのカップルは、次の来店時には、横に並んで、親密さを表現していた。それがいつしか、男性客だけの来店となり、2人の関係が終わったことを感じさせる。客の台詞は一切なく、映画のストーリーの中では小さなエピソードであったが、座る位置だけで、その関係性が表現できるものなのかと思えたシーンであった。

終章　相談援助と「フェイス・トゥ・フェイス」

1

他者との共存に関する３つの社会的次元を理解し、
それぞれを具体的に把握する。

2

「フェイス・トゥ・フェイス」（対面的社会性）の
意味と意義を明確にする。
面接場面における「フェイス・トゥ・フェイス」の
具体的意味を考える。
その他、相談援助全般における
「フェイス・トゥ・フェイス」の意義を、
具体例を通して理解する。

3

「フェイス・トゥ・フェイス」の対面的社会性における
援助者の基本的態度について、
典型的な２つの態度を検討する。

4

相談援助の社会性の展開について考える。

1. 相談援助の基盤としての社会性

これまで本書『相談援助の理論と方法Ⅰ』の各章において、特に相談援助の理論と方法における原理的側面を中心に検討してきた。それは暗に、人間と人間とが向かい合い、そしてかかわり合う、直接的なフェイス・トゥ・フェイスのいわば対面的社会性とでもいうべき地点から、相談援助の主要な基盤を形成する倫理と価値の問題とを問い直し、相談援助の基本的考え方や具体的な方法へとつなげていき、さらにそれらを改めて点検する作業でもあったわけである。

すでに本書第2章で触れ、『相談援助の理論と方法Ⅱ』の序章でも検討しているブトゥリムによる「人間の社会性」の指摘は、相談援助の価値前提として位置づけられた立論である。また、そもそも「倫理」の問題は、その語義的意味合いからも人間の社会性を原理的に検討する機会を提供するものである。そこで、ここではまず「社会的」であることのいくつかの側面を検討しておこう。

「社会的＝social」という言葉は、元々ラテン語の socius（仲間、同志）をその語源としており、一般的には「他者との共存」を表す言葉として使われている。社会学者石井秀夫によれば[1]、「他者との共存」を表す、この「社会的」という次元は便宜的に3つに分けて考えることが可能であるという。他者に「たいして」いる、他者と「ともに」いる、他者に「属して」いる、の3つの次元がそれにあたるものである。

他者に「たいして」いるとは、たとえば利害の相異なる者同士が同じ席に立ち、交渉し合っている状況を思い浮かべれば理解しやすい。相談援助の場面でも、時によって利用者と援助者との間で援助方針の相異なる場面に遭遇し、意見をぶつけ対立し合う場面もあるかもしれない。それは避けるべきことではなく、状況に応じて必要な対立であるかもしれない。この対立する次元は、相手を対象（Gegen-stand、対－立）として定め行為する。この時点では、対立しあい、表面的で外面的な行為に見えても、それぞれの相手の真剣な交渉姿勢や誠実な対応の中に、少しでも相手の真意が理解できたときには、違った社会的な次元に展開するかもしれない。

他者に「属して」いるとは、どのような次元をいうのだろうか。家族や組織に属し、その家族や組織のあり方をどんなときにでも少しも疑うこともなく日々を過ごしている人の場合などは、その典型かもしれない。家族

フェイス・トゥ・フェイス
face to face
顔と顔を付き合わせた、
対面的な。

ブトゥリム
Butrym, Zofia T.

やその他の組織が平穏無事に進行し、日々の営みが順調に経緯しているときであるのなら、この「属して」いる次元を維持することが大切である。しかし、家族や組織を構成するメンバー間で亀裂が生じたり、存続そのものが危うくなる場合には、「属して」いる次元に安住しているわけにはいかなくなる。家族に、あるいは親に「属して」いる次元の最中にいる幼児や児童の身に、親からの虐待による生命の危機が押し寄せている場合は、第三者の手によって強制的にでもこの「属して」いる次元を一時的に解消し、親子を引き離す必要も生じる。考えてみれば発達的には、親子の関係とは互いが互いに属している「依存関係」から、子どもの思春期周辺を境に互いの関係が分離し自立しあう関係だということを踏まえれば、他者に「属して」いる次元の意義も把握されやすいだろう。

　他者と「ともに」いる次元とは、親友同士がともに語り合う、あるいは職場の同僚同士が次期のプロジェクトを練る、また夫婦が年頃の子供のことを案じて話し合う、これらの場面に典型的に現れている。互いが対立しあって衝突し、孤立状態に陥っているわけでもなく、かと言って、今ある相互の関係の中に安住し馴れ合っているわけでもない。一言で言えば、互いに適度な距離を保ち、必要に応じて気持や感情の交流があり、さらに互いの意見を自由に交換し合うことも可能な次元ということができよう。相談援助の過程において、できるだけ早い段階で信頼関係を構築することが主張されているのも、この他者と「ともに」いる次元を重要視しているからに他ならない。利用者と「ともに」いる安定した信頼関係が構築されていれば、援助過程の局面に応じて、利用者に「たいして」いる次元に身をおくことや、また利用者を保護的関係におく「属して」いる次元を採用することも可能だからである。

　相談援助の基本的基盤を形成する倫理の問題は、各種の倫理規定や倫理綱領の中に表現されているが、具体的にそして実践的に援助者の倫理が問われ、振り返られ、検証されるのは、援助関係という社会的次元においてということは疑問の余地もあるまい。必要に応じて利用者と時に対立しあってでも、また利用者の行動を非難してまでも、援助者の意思を伝えなければならない場合もある。また、密着した親子の依存関係を一時的に中断し、新たな他者に「属して」いる次元を構築するための保護を行わなければならない場合もある。このように、援助関係の中で一定の判断を下すときにもその正否、適切か不適切か、などの倫理上の問題が問われる。「倫理」とは、洋の東西を問わず、他者、仲間、集団との関係において、物事や事象の筋道を立てることがその語義となっている。ブトゥリムが相談援助の価値前提を「人間の社会性」に置いたこと、また相談援助の基盤を形

成している倫理の問題を絶えず検証していくこと、これらは援助関係という社会的場面で第一義的に問われる重要な事柄である。したがって、価値や倫理の問題を問い、相談援助の基盤を確かめていくということは、その社会性ということを絶えず問い直していくことでもあるといえよう。社会的場面の最も原初的な形態である「フェイス・トゥ・フェイス」という対面的社会性について検討することは、以上のような理由からである。このことをもう少し見ていくことにしよう。

2. 社会性の出発点としての「フェイス・トゥ・フェイス」

　人間という表現は、元々、社会や世間を表す言葉であったという[2]。人と同じ意味を持つようになったのは、言葉の意味の誤用から始まった。また、「人」という象形文字は、1人の人が歩いている姿を横から見たあり方を示していたという。ところが、「人」という文字は、2人の人間が支えあっている様子を表しているという誤った説が何の違和感もなく受け入れられてしまう[3]。こういったエピソードの中に、人と人との間、つまり人間関係を生きる人間、あるいは2人以上の人間が集まって初めて人間としての生きる道が決まってくるといった、社会的存在としての人間の特徴がよく現れているのではないだろうか。日本の文化の中では特にこうした影響が強くあるために、先の2つのエピソードが生まれてきたのは明らかである。いずれにしても、こうしたエピソードが形成される具体的なイメージは、2人以上の人間が直接に相見えている光景がモデルになっているのではないだろうか。

クーリー
Cooley, Charles Horton
1864 〜 1929

第 1 次集団
primary group

われわれ感情
we-feeling

　ユニークな自我論や集団論でよく知られている米国の社会学者クーリーは、人間の人格的成長にとって非常に大きな役割を果たす第1次集団の存在を明確にした[4]。第1次集団においては、その構成するメンバーは互いの親密なかかわり合いや感情の交流を通して、いわゆるわれわれ感情で結ばれ、ここでの過程は個人が人格的に成長していくに当たって大きな役割を果たしている。具体的には、家族、子どもたちの遊び仲間、近隣同士による地域集団などが、第1次集団に相当するものである。注目したいことは、メンバー同士の親密な結びつきが、それぞれの顔と顔とをつき合わせた「フェイス・トゥ・フェイス」の直接のかかわり合いをその基礎的要件としている点である。このフェイス・トゥ・フェイスというあり方は、社

会性のすべてではないにしても、その原初的形態を形成していることは疑う余地もない。また、われわれが問題にしている、相談援助のさまざまな技術や方法、さらにそれらを基礎づけている基盤そのものの出発点として位置づけることができる。その意味で、相談援助の諸問題を吟味する上で、いつも原点となっている事象であることは間違いあるまい。

相談援助活動の過程の中で、援助者が利用者と最初に顔を合わせる機会は通常インテークという受付面接場面である。面接に相当する英語の言葉は、"interview"である。面接とは、英語表現が示す通り、利用者と援助者とが、互いに相(inter)見える(view)機会である。この面接の初期の段階では、本格的に援助活動に入ることよりも、互いにフェイス・トゥ・フェイスで相見えることを基盤にして、信頼関係を構築することに力が注がれる。面接の場所は、いわゆる相談室や面接室で行われることも多いが、場合によっては寝たきりの高齢者のベッドサイドまで援助者が足を運ぶこともあれば、利用者の自宅まで訪問して、そこで実施する場合もある。面接場面に限るわけではないが、通常利用者は、援助者が利用者のことを見て、そして話を聴く以上に、援助者のことをよく見ており、援助者の言葉に熱心に耳を傾けている。特に寝たきりの高齢者ともなれば、1日に会う人の数も限られるため、一人ひとりと会うときのその集中度はかなり高い次元にあると言っても過言ではない。援助者が、このような現実に気づかず、利用者との面接を続け、1人の人との面接はかけがえのない1人の人との面接として、個別化の態度で臨むことを忘れ、多くある面接のうちの1つとして臨んでしまうのであれば、その態度はよく見て聴いている利用者にとっては、不誠実なものと捉えられ、信頼関係の構築どころではなくなってしまう。面接におけるフェイス・トゥ・フェイスとはこのように、一方向的に援助者から利用者へとつながっているものではなく、いつもそこには相互性といった事態が生じているのである。

事例 おはようございますは？

いつ聴いた話であるか今は覚えていないが、次のエピソードはこの相互性や間柄性(5)ということを考えるとき、筆者にとっては教訓として必ず甦ってくる。

社会福祉の現場実習を体験したある学生が語った話である。彼女は、社会福祉の現場実習先である老人ホームへ4週間あまり通い続けた。その実習の間で最も印象に残ることとして、次のような体験を挙げた。実習初日から少し早めに実習先へ到着するよう心がけ、実際実行に移していた。事前に実習指導の教員から指導を受けていた事柄でもあったのだが、実習先

インテーク
intake

161

のスタッフやそこで生活する利用者には必ず挨拶を欠かさぬこと、状況に
もよるが、学生らしくなるべく明るく元気よく挨拶すること、これらを確
実に実行することを心がけていた。実習初日、実習先の玄関の横に車椅子
に腰掛けていた男性の高齢者を見かけ、この老人ホームの高齢者だと思い、
この実習生は元気よく「おはようございます」と挨拶した。この男性から
は「おはよう」の一言も返って来ず、また反応すらも感じられなかった。
実習生は、こういう人もいるんだなあ、という程度に感じたが、それほど
気に留めることもなかった。実習2日目も、同じ場所に同じ高齢者がおり、
実習生は前の日と同じように「おはようございます」と挨拶したが、やは
り前日同様に挨拶は返ってこないで、また反応も感じられなかった。3日
目、4日目と同じことが繰り返された。相変わらず男性からは何の反応も
感じられなかったという。そうこうしているうちに、実習も1週間ほど経
過した頃だったという。この学生はいつものように、始まりの時刻よりも
少し早く実習先に着き、実習先の門のところにさしかかったとき、実習指
導のスタッフに会い、今日1日の予定のことなどを話しながら、玄関を通
り過ぎて数メートル建物内に入った後、後ろから追いかけるように例の男
性高齢者の声がした。「おはようございますは？」という言葉だった。男
性が玄関にいたことは気づいていたが、スタッフとの話に夢中になり、つ
いいつもの「おはようございます」を言い忘れてしまったのだという。あ
わてて男性のところにまで戻り、改めて「おはようございます」と挨拶し
た。男性は小さくうなずき、行ってもよろしい、というしぐさをしたとい
う。この実習生は、実習先でさまざまなことを学び、充実した実習であっ
たことを振り返りながらも、特にこの男性高齢者とのことが印象深かった
ことを報告してくれた。

　おおよそこのような話だったと記憶している。筆者がこの話を覚えてい
るのは、人間存在の相互性や間柄性を考える上でも、極めて印象深かった
話だからである。ある人が意図していなくても、あるいは一方の人が気づ
いていなくても、2人以上の人間が実際にかかわりあっている中では、相
互性という社会的文脈が働いており、さらにより関係を深め合うきっかけ
や互いに馴染み浸透し合っていく間柄性とでも言うべき次元に、人間は参
入し得るのだということを改めて知ったからである。このエピソードに登
場してくる男性高齢者は、実習生からの「おはようございます」という挨
拶には、外見上はあるいは少なくとも実習生自身にとっては、無反応のよ
うに感じられた。しかし、この男性高齢者にとっては、実習生からの数日
間にわたる「おはようございます」という挨拶は、朝この実習生と顔を合
わせる（フェイス・トゥ・フェイス）際の、なくてはならぬ（欠かせな

い）、間柄性の確認事項とでも言うべき大切な事象になっていたのである。形だけの挨拶であるのならば、それは相互性というだけにとどまっていたのかもしれない。少なくともこの高齢者にとっては、相互性を超えて、文字通り「なくてはならぬもの」となっていた。だからこそ、この「なくてはならぬもの」を抜きにして、自分の前を通り過ぎようとした実習生に、「おはようございますは？」という確認を迫ったのである。あるいは、いつもと違うこの実習生とのフェイス・トゥ・フェイスから、男性高齢者の身に浸透し始めている「おはようございます」を伴った実習生との、いつも通りのフェイス・トゥ・フェイスを取り戻そうとして、この高齢者はいつもとは違う反応を見せたのである。まさに、フェイス・トゥ・フェイスの対面的・対人的社会状況をきっかけにした事態が、このエピソードの中に集約されている。

事例 **無反応という表現**

　筆者が十数年来担当している相談援助演習（当初は社会福祉援助技術演習）の中で、「実習中に苦手なタイプの利用者とかかわる体験がありましたか。それはどんな人ですか。具体的に話してみてください。また、どうして苦手としたのかその理由も考えてみてください」という時間を設けている。最初は各学生が１人で考え、次にグループを形成し、各学生が挙げた具体例を紹介し合い、その理由もさまざまな角度から改めて考えてみる。そして、苦手なタイプの利用者とのやり取りをロールプレイで再現してみる、こういう時間である。苦手なタイプの利用者の具体例としては、少なからぬ学生が「無反応の利用者」を挙げる。その理由を聞くと、「こちらから何を働きかけても、まるっきり無反応だと、次からどのように接していったらよいかわからなくなり、不安になってしまう」という内容を含んだものが多い。もちろんこうした利用者の中にも、何らかの反応を見せている人もおり、それを当の学生が見落としている場合もあるのかもしれない。事実、学生の中にはその利用者のことをよく見て、相手の話に耳を傾けようとしているのかどうか、疑問に感じられる者も少なくない。ところが、詳細に学生の話を聞いてみて、また普段からのその学生の学習態度などからも、当の学生の話していることはほぼ間違いないと思われる、いわゆる「無反応な利用者」も存在することは事実である。そして、そうした学生が不安になってしまうことも理解できる。われわれが普段の日常生活の場面で、どんなに働きかけてもこちらに関心を示さず無反応な人と遭遇したら、腹が立つこともあるだろうし、不安になることもあるだろう。こういう場面を具体的に考えてみれば、学生の言う不安は十分理解できるも

ロールプレイ
role play

のである。筆者は演習の時間の中で、こうした無反応な利用者への対応に関して、学生とあれこれとやり取りする中で、ふと次のように指摘したことがある。「無反応という反応をしているんじゃないだろうか。あるいは、無反応という表現をあなた自身に向けているのではないだろうか」。するとこの学生は、何かがぱっと開けたかのように表情が変わり、うなずいたことがあった。つまり、この筆者自身の指摘がもしも的を射たものであれば、ここでも実習生と利用者との間に、互いに存在するだけで成立する相互性とともに、相手の存在が欠かせぬ間柄性が成立していることになる。こうして無反応という表現をしていることが確認できれば、利用者の反応を積極的に「待つ」こともできるし、その利用者の趣向を調べ、そこに働きかけてみることも可能になる。また場合によっては、スタッフや家族から利用者自身の生活歴などを聞き、働きかけていく上での参考にすることもできる。このように、行き当たりばったりの対応から、意味のある対応へと組み替えていくことが可能になる。

　先の実習生からの報告も、また演習における学生の報告事例も、ともに、利用者とのフェイス・トゥ・フェイスの直接的な対面的社会性の中で気づかれ、またその状況の中でかかわっていくということに意義がある。演習における学生と筆者とのやり取りは、そのやり取りそのものが演習というフェイス・トゥ・フェイスの対面的状況を前提としており、その中から筆者の気づきと学生への指摘が生まれてきたものの具体例である。

　考えてみれば、重症心身障害児の父としてその名を残している糸賀一雄が、「ちょっと見れば生ける屍（しかばね）のようだとも思える重症心身障害のこの子が、ただ無為に生きているのではなく、生き抜こうとする必死の意欲をもち、自分なりの精一杯の努力を注いで生活しているという事実を知るに及んで、私たちは、今までその子の生活の奥底を見ることができなかった自分たちを恥ずかしく思うのであった。重症な障害はこの子たちばかりでなく、この事実を見ることのできなかった私たちの眼が重症であったのである」と語り [6]、「この子らを世の光に」 [7] と唱えたのは、人間としての存在のあり方を多くの人に伝えたかったからではないだろうか。重度の障害を負いつつ、それでも懸命に生きている子どもたちの姿は、その姿を目の当たりにしたとき、その目の当たりにした当人たちにむしろ、人間としての原点のあり方を問い直さざるを得なくする何かを解き放っている。「この子らに世の光を」という表現ではなく、「この子らを世の光に」と唱えたのは、重症心身障害を背負うこの子らを目の当たりにしたとき、学ぶのはむしろ目の当たりにした当人である事実から目を逸らしてはいけない、人

糸賀一雄
1914 ～ 1968

164

間としての生き方の手本がそこには詰まっている、こういったことを伝えたかったのだろう。また、こうした事実から出発するのでなければ、意味のある社会福祉的な援助活動につながらないと考えたからではないだろうか。この糸賀による思想は、糸賀自身による重症心身障害児との、毎日のように繰り返されるフェイス・トゥ・フェイスの対面的状況の中での試行錯誤体験を抜きには生まれなかったはずである。

3. フェイス・トゥ・フェイスにおける援助者の基本的態度

さて、これまで本章においてフェイス・トゥ・フェイスという対面的な社会的場面の意味を、いくつかの角度から検討してきた。それはまさに、空間的なこの場を、対人的社会性の場面として体験するといったことを意味する。また、他でもないこの時を時間的に体験することをも意味する。こうした時間的・空間的体験を可能にする対面的社会状況の真只中にあって、われわれは援助者として（ひいては人間として）、いかにしたら利用者との間に「共有体験」を実現していけるのだろうか。ここには、援助者として取るべき基本的態度・姿勢の問題が含まれている。

「今、ここ」の場と時を共有するために、ファイス・トゥ・フェイスの対面的な社会的場面においてわれわれは、「今、ここさえよければ」や「今、ここさえ乗り切れば」といった刹那主義的態度でもって相手に臨むことが可能である。もう1つの典型的な態度は、茶道における一期一会の考え方と相通ずるような、「今、ここ」のこの時この瞬間の時間的・空間的場面は2度と繰り返すことはできない、だからこそ「今、ここ」を精一杯大切にして相手に臨もうとする態度である。

これら2つの相異なる態度は、似て非なるものである。どちらかの態度を取るかによって、相手となる人の見え方や相手となる人との関係のあり方も全く異なってくる。

「今、ここさえよければ」の刹那主義的態度は、文字通り、「今、ここ」だけの時間的・空間的次元に閉ざされた生き方・態度である。したがって、違った場所や場面、さらに今とは異なる将来においては、いかなる空間的・時間的展望も開かれない事態に陥ってしまう。相談援助活動において、その活動とその利用者との関係を終結できるのは、その利用者が「もうこの人は、これから先、違うところでもやっていける」という時間的・空間

今、ここ
here and now

刹那主義

一期一会

的展望が見込める目安が立つからである。それ故、利那主義的態度で利用者に臨むことは、危険でもあるし、すべきではない。

　こうした利那主義的な態度とは対照的に、「今、ここ」の瞬間と場を精一杯生き、誠実にかかわろうとする人の態度は、違った場面や時間に際しても、その場その場、その瞬間その瞬間を精一杯取り組もうとするその態度そのものが、違った瞬間や場面でも一貫して取り続けられることにつながる。したがって、違った場面や場所、さらには将来という今とは違った時間の中でも、時間的・空間的展望が可能な「開かれた」一貫的な態度ということになる。

竹内敏晴
1925 ～ 2009
演出家

　竹内敏晴は、自らの演劇への取り組みをきっかけに、人間の身体のあり方に関心を向けていく中で、次のような女性の相談事にかかわった体験を紹介している[8]。その女性は、他の人にいやということが言えず、気がついてみるといい返事をしてしまっている。あれは本当の私ではないんだと思いつつ、いつもいい返事をしてしまい、いわゆる「いい人」になっている自分がいやでたまらない。かといって、人に頼まれたりすると、それが本当はいやであっても断る勇気も持てない。どうしたらよいか自分でもわからない。このような旨の相談を受けたことがあるという。専門家でもない自分がその解決法を答えられるはずもないと思った竹内だが、1つだけできることがあった。「あなたの悩み事は、あなたの身体によく現れている」と指摘し、その女性の身体のあり方を竹内自身が再現してみせたのである。いい顔をしておきたいその女性の気持ちが、自分の顔を少し前に据え置き、断りたくても断りきれず逃げ出したい気持ちが、顔から下の身体の後退気味の位置取りになっている。結果的に少し猫背気味で、いつも微笑んで目を見開いている、そんな身体を再現して見せている。竹内とこの女性のフェイス・トゥ・フェイスの「今、ここ」において、竹内自身が「今、ここ」の彼女の身体を再現している中に、彼女のこれまでの生き方が集約されている場面である。それではどうしたらよいか、という方向性を考えていく中で、少なくとも、「今、ここ」に集約されているこの女性自身の身体のあり方を修正していくことが、これからの生き方へとつながっていくことを導き出している。竹内が行っていることは、この女性との「今、ここ」を共有することを通して、これまでの彼女のあり方を身体の再現を通して明確にし、これからの将来のあり方を展望しているのである。つまり、「今、ここ」に集中することによって、過去や将来の時間的展望とともに、違った場所においても彼女らしい生き方を遂行していくための展望を図っている。まさに、時間的・空間的に他者との関係の中で開かれた態度を実践しているからこそ、成し得た対応がここに集約されていると

いってよいだろう。

さらに、尾崎新は、パールズの「here and now」[9]（今、ここで）という言葉を紹介しながら、「面接という限定された場所と時間の中でも、クライエントがいとなむ社会的関係の様子や歴史を示唆する情報は提供される」[10]と指摘する。

竹内の実践や尾崎の指摘は、フェイス・トゥ・フェイスの対面的な社会状況にあって、援助者が取るべき態度を如実に示すものである。それは空間的にも時間的にも開かれた、そしてフェイス・トゥ・フェイスといった他者との社会的場面においても他者に開かれた、援助者としての基本的態度を取ることによって、援助活動そのものが、時間的・空間的に、そして社会的に、真に「共有体験」へと開かれていく態度といってもよいだろう。違った言い方をすれば、「今、ここ」にある相手の姿は、これまでのその人のあり方とともに、これからのその人のあり方、また、ここではない違った場所におけるその人のあり方、これらをも予測できることを意味する。だからこそ、相談援助の場面において、それを共有化し、場合によってはその修正を図る、あるいは修正を図るためにはどうしていったらよいか、ということを、ともに考えていくことが大切になってくるのである。

4. 相談援助の社会性

相談援助におけるフェイス・トゥ・フェイスの対面的社会状況は、直接的な利用者と援助者の関係のあり方そのものを検討していく場面である。それは狭い意味での面接室の中における援助関係だけを指すのではなく、たとえばアウトリーチといった訪問活動においても、利用者の暮らす地域社会・在宅の中で、フェイス・トゥ・フェイスをいかに実現し、援助活動の展開を図っていくかという問題でもある。また、コミュニティワークのあり方は、そうした地域社会で暮らす人びと同士の円滑な人間関係を作り出すために、フェイス・トゥ・フェイスの機会を設け、言わば「舞台造り」の役割を果たすものにも展開していけるはずである。

このように考えれば、従来指摘されてきたソーシャルワークにおける「間接的な」援助技術・活動の意味も明確になってくる。相談援助における社会性の問題は、フェイス・トゥ・フェイスの対面的・直接的社会状況を出発点として、より広い社会性へと展開していくものである。また、そ

尾崎新
1948 ～ 2010

パールズ
Perls, Frederick S.
1893 ～ 1970

終章●相談援助と「フェイス・トゥ・フェイス」

4・相談援助の社会性

アウトリーチ

コミュニティワーク

うしていかなければならないものである。その具体的な展開は、本シリーズ『相談援助の理論と方法Ⅱ』に譲ることにして、ここではひとまず筆を擱（お）く。

注)
(1) 早坂泰次郎編『人間世界の心理学―日常経験の現象学的人間学をめざして』川島書店，1978，pp.203-204.
(2) 津村俊充・山口真人編『人間関係トレーニング―私を育てる教育への人間学的アプローチ』ナカニシヤ出版，1992，p.121.
(3) 前掲書（2），p.122.
(4) クーリー，C. H. 著／大橋幸・菊池美代志訳『社会組織論―拡大する意識の研究』現代社会学体系 4，青木書店，1970，pp.24-31.
(5) 金子晴勇『人間の内なる社会性―社会哲学的考察』創文社，1992，pp.8-9.
(6) 糸賀一雄『福祉の思想』NHK ブックス，1968，p.175.
(7) 糸賀一雄『この子らを世の光に―自伝・近江学園二十年の願い』柏樹社，1965.
(8) 竹内敏晴『ことばが劈かれるとき』ちくま文庫，1988，pp.174-179.
(9) Perls, F., *Gestalt Therapy Verbatim*, Toront: Bantam Books, 1969.
(10) 尾崎新『社会福祉援助技術演習』誠信書房，1992，p.53.

ジェネリックポイント

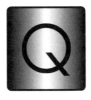

相談援助にとって、「フェイス・トゥ・フェイス」が重要であることの理由を教えてください。

たとえば、母親の姿を見て幼児が安心できるのはなぜだと思いますか。自分を確実に見守ってくれる存在が目に見えるところで安心感を与えてくれるからでしょう。相談援助という援助活動の原初的基盤は、このフェイス・トゥ・フェイスの直接的で対面的な社会性の中で形成されます。相談援助の価値の前提や倫理も、この直接的な援助関係の中でこそ問われるものです。援助者の誠実さが問われるのも、まずはこのフェイス・トゥ・フェイスの対面的状況の中でのことです。なぜならば、援助者が利用者に向けている関心以上に、通常、利用者は援助者へと大きな関心を向け、援助者のことをよく見、そして援助者の言葉に耳を傾けています。こうした利用者の大きな関心や期待に、正面から受け応えする援助者の基本的態度や姿勢の中に、利用者は安心感を覚え、時に大きく癒されもするのです。フェイ

ス・トゥ・フェイスの対面的社会状況は、相談援助活動のさまざまな脈絡における出発点になるからこそ、大切にしていかなければならないのです。それは援助者の責任性・応答性にかかわる問題なのです。あなたは、目の前にいる人へと誠実に受け応えしていますか。

▌理解を深めるための参考文献

● 尾崎新編『「現場」のちから―社会福祉実践における現場とは何か』誠信書房, 2002.
　社会福祉を含めた援助の現場における"力"の存在について語っている。人間と人間のかかわりあいの中から生じる"力"を抜きにして、援助は語れない。この事実を随所に示してくれている好著である。

● 竹内敏晴『「出会う」ということ』藤原書店, 2009.
　直接の"出会い"の中から生じる意味や力は、人間にとってかけがえのない財産であることを、改めて感じさせてくれる。そんな著書である。

● 浜田寿美男『「私」をめぐる冒険―「私」が「私」であることが揺らぐ場所から』洋泉社, 2005.
　「私」が存在するとはどういうことか。他者との関係を抜きにしては「私」という存在は成立し得ない事実を、著者のさまざまな業績の中から検証している著書である。

 コラム 　雪国における災害ボランティアにて

　筆者は毎年、勤務する大学の学生とともに、福島県や山形県の豪雪地方に出かけ、いわゆる雪除けボランティアに汗を流している。雪を見たことはあるが、屋根よりも高く降り積もった雪はこれが初めてだ、という学生も少なくない。また、スキー場で見る雪は楽しみそのものであるが、生活をも困難にしている雪のすごさに辟易とし圧倒されてしまう学生もいる。雪除けの対象となるのは、保育所、福祉施設、公民館などの公的施設の建物周辺、さらに高齢者世帯（1人暮らしも少なくない）の家周り、といったところが中心となる。といっても先に指摘した通り、生活の行く手をも阻む豪雪を初めて見た学生も少なくないので、当初の作業はなかなか進まない。雪除け道具のスノーダンプの扱い方はおろか、その存在すら知らない者もいる。そういうわけで特にボランティア初日は、見学だけで終わることが多い。食事は原則として、学生と大学の教職員とが共同で自炊する。文字通り「同じ釜の飯をともにする」ことによって、キャンパスでは見られないお互いの姿を目の当たりにする。しかし、雪除けの仕方、炊事のや

りくりなど、上手下手の違いはあるものの、それらに臨む姿勢は、教室でのあるいは会議室でのそれぞれの取り組む姿勢と多くの点で共通したスタイルが見られる。あの学生らしいなあ、この先生の基本スタイルは変わらないなあ、と感じさせられることが少なくないのである。こうしたことの再発見も「同じ釜の飯をともにする」ことで得られる。

とある年の2月に豪雪で名高い山形県のある地方へ出かけたときのことである。いつもの冬なら2メートルほど降り積もる雪も、この年は稀に見る暖冬で、雪は山岳地帯を除けばほとんど積もっていない状態だった。そんなわけで、雪除けの作業の対象もほとんどなく、最終日を迎えた。学生たちも、ほとんど地元の人の役に立つこともなく、残念さというか無力感というか、そういったものが身体から滲み出ていた。それでも地元のボランティア団体の人が集まり、交流会を催してくれた。集まってきてくれた人の平均年齢は、優に70歳を超えていたのではないだろうか。地元の人や大学の教員の挨拶もそこそこに、ご馳走を振舞ってくれたのである。ここに集まってきてくれた人たちは、学生が役に立つことをしてくれたかどうかなどとはまるで関係なく、終始にこやかに、そして身体を躍らせるかのように歓迎してくれた。

当地での最後のミーティングの席上、ある学生が「あまり役に立つこともなかったのに、あんなにもご馳走してもらって、かえって申し訳なかった」という発言をした。それに対してある教員が、「ボランティア団体の人たちのあの喜びようを見たか。若いっていうだけで、お前らはあれだけ人のことを喜ばせられるんだぞ。俺はお前らよりも役に立っていたけれど、あまり喜ばせられなかった」、と発言したことを鮮烈に覚えている。若いという存在のありようだけで、特にお年寄りを喜ばす力を持つ。直接、人と人とが出遭う中にこんなにも大きな力が潜んでいようとは思いもよらなかった。

「同じ釜の飯をともにする」ことで得られること、存在そのものの癒す力・励ます力、これらを実感できるボランティアの場から当分の間は離れられそうにない。

国家試験対策用語集

●解説文中の太字は国家試験で出題された箇所です。

アイビイ

〔Ivey, Allen E.〕

マイクロ技法（マイクロカウンセリング）を開発した人物。多くのカウンセリングに共通してみられる技法を「マイクロ技法」として整理・分類した。その基礎となっているのは**基本的かかわり技法**であり、「かかわり行動」「クライエント観察技法」「開かれた質問、閉ざされた質問」「はげまし、いいかえ、要約」「感情の反映」「意味の反映」などが含まれる。

アグレッシブ・ケースワーク

〔aggressive casework〕

社会福祉の援助が必要な状況にありながら、援助を受けることに消極的な者に対して、**援助者側が積極的に働きかける**ことによって、問題の解決を図ろうとする個別援助活動をいう。

アセスメント（事前評価）

〔assessment〕

ソーシャルワークの過程の1つ。利用者が抱える問題の解決やニーズの充足のために、どのような方法を用いて援助していくことが最適なのかを考えるための**情報収集・分析・整理**の段階をいう。**利用者や家族、地域社会などについてのさまざまな情報を収集**し、問題の所在や背景、利用者のもつ長所や強さなどを評価することで、利用者のおかれている状況の全体像を理解する。

アフターケア

〔after care〕

ソーシャルワークの過程の1つであり、相談援助の終結後に行われる社会生活への適応に対する援助や問題再発の予防などをいう。効果的なアフターケアを実施するためには、他の専門職との連携や地域におけるネットワークの形成が不可欠である。

医学（医療）モデル／生活モデル

〔medical model/life model〕

「医学モデル」では、障害や病気を個人的な問題として捉えている。疾病・外傷から直接的に生じるものとしている。一方、「生活モデル」とは、個人の**心身状況と環境状況が相互に影響し合って生じるもの**としている。ソーシャルワーカーは、診断や問題発見に重点をおく「医学モデル」を参考にしつつ、「生活モデル」の視点に立って支援する。

意図的な感情の表出

〔purposeful expression of feelings〕

バイステック（Biestek, F. P.）の示したケースワークの原則の1つであり、**感情を表現し解放したい**という利用者のニーズから導き出される。援助者の意図的な働きかけによって利用者の感情を引き出し、共感的理解を通じて利用者自身の機能を高めるよう努めることをいう。利用者が自由に感情を表現することは、自らの心理的な混乱を解き、問題の軽減につながる。

インターベンション（介入）

〔intervention〕

ソーシャルワークの過程の1つ。立案された援助計画を実行に移す段階をいう。援助活動には大きく2つの働きかけがある。1つは**利用者のパーソナリティに直接働きかけ**、問題の解決を図ろうとするものであり、もう1つは**利用者を取り巻く環境に働きかけ**、有効な社会資源を活用するといった間接的なものである。通常、両者は効果的に組み合わされなが

171

ら展開される。

インテーク
〔intake〕
ソーシャルワークの過程における最初の段階をいう。インテークを直訳すると「受付」という意味になるが、単なる事務的な受付ではなく、利用者の不安や緊張の緩和、援助機関の説明などを行う初期の面接を指し、その目的は「問題の把握」と「援助関係の形成」とに大別される。万が一、利用者の意思が確認できなかったり、当該機関で援助を受けることが適切でないと判断された場合には、他機関への紹介や引継ぎが行われる。

インフォームド・コンセント
〔informed consent〕
「説明に基づく同意」「知らされた上での同意」などと訳される。サービス提供の最終決定権は利用者にあるという考えに基づく。利用者の知る権利と、援助者の説明義務の遂行を前提とした、利用者と援助者間の十分な説明と同意のことをいう。医師が患者や家族に診断や治療を説明する際に、看護師やMSWなども同席する。患者の入院には、入院診療計画書の作成や患者・家族への説明が医療法に示されている。

エコロジカル・アプローチ
〔ecological approach〕
有機体と環境との関係を研究する生態学の考え方を取り入れたソーシャルワーク実践であり、利用者の抱える問題を個人のものとしてではなく、環境との相互関係の中で統合的・全体的に捉える援助方法をいう。代表的な研究者として、ジャーメイン（Germain, C. B.）やギッターマン（Gitterman, A.）らが挙げられる。

エバリュエーション
〔evaluation〕
ソーシャルワークの過程の1つであり、「事後評価」と訳される。援助の終結に向けての評価を行う段階をいう。援助全体を振り返ることによって、援助の有効性や効率性、利用者の援助に対する満足度、ニーズの充足度などを測定する。

エビデンス・ベースド・プラクティス
〔evidence-based practice〕
「科学的根拠に基づく実践」と訳される。科学的根拠に基づく医療の考え方と実践の影響を受け、科学的根拠に基づくソーシャルワークを確立する取り組みがなされている。援助者は適切な効果測定を行い、援助の内容とその効果について説明できなければならない。

エプスタイン
〔Epstein, Laura〕
アメリカの社会福祉研究者。利用者が自覚・意識している具体的な課題を中心に、短期的・集中的な処遇を目指す実践モデル「課題中心アプローチ」を提唱した。

MCO モデル
〔MCO model〕
パールマン（Perlman, H. H.）によって示されたワーカビリティの要素。動機づけ（motivation）、能力（capacity）、機会（opportunity）を指す。

MDS
〔minimum data set〕
ケアプラン作成のためのアセスメント方式の1つ。利用者のニーズや能力などを把握し、ケアプランの作成、評価、修正を行い適切なケアの提供につなげるツールのことをいう。現在では、これまでのMDSを改訂・再構築したインターライ方式が採用されている。

援助過程
ソーシャルワークにおける開始から終結に至る一連の時間的な流れ、それらを考慮した科学的な方法や手法のことをいう。援助過程は、その対象や方法によって多少異なることが考えられるが、おおむね「問題発見の局面」「情報収集の局面」「情報分析の局面」「援助計画立案の局面」「援助計画実行の局面」「評価の局面」「終結の局面」からなる。

エンパワメント
〔empowerment〕

問題を抱えるクライエントが有する潜在的な力を引き出すことによって、課題解決を図るように支援すること。

エンパワメント・アプローチ
〔empowerment approach〕

何らかの問題を抱え無力状態にある者であっても、内的な力を有しているという視点に立ち、その力を引き出し強化することによって、**自ら問題の解決が行えるように援助を展開する**方法をいう。そのためには、利用者の内面への働きかけや社会的障壁の除去が必要となる。

解決志向アプローチ
〔solution-focused approach〕

1980年代にドゥ・シェイザー（De Shazer, S.）とバーグ（Berg, I. K.）らを中心に示されたブリーフセラピー（短期療法）の1つ。「利用者が解決のエキスパートである」という考えのもと、問題の解明ではなく、直接的に解決を目指し、解決の状態を発展させることに焦点を合わせる心理療法をいう。

カウンセリング
〔counseling〕

関連援助技術の1つ。心理的な問題を抱えている利用者に対して、専門職による言語的・非言語的コミュニケーションを通じて問題の解決を図る過程をいう。ケースワークと似ているが、社会資源を利用しないことや心理的問題の解決に焦点が当てられることなどにおいて区別される。

家族システムアプローチ
〔family systems approach〕

家族を1つのシステムとして捉える「家族システム理論」を基盤にしたアプローチ。**問題をめぐるシステムに働きかけることで、解決に向かうという前提に立ち、最も身近なシステムとしての家族に働きかける**方法をいう。

課題中心アプローチ
〔task-centered approach〕

具体的な課題の設定と契約に基づいて、短期間に計画的に援助を行う実践モデルをいう。リード（Reid, W. J.）やエプスタイン（Epstein, L.）らによって体系化された。

葛藤解決の原則
コノプカ（Konopka, G.）によって示されたグループワークの原則の1つ。さまざまな**葛藤や課題をグループ自らが解決できるように導く**という原則。グループ活動を展開する中では、他者から傷つけられたり、自分に劣等感を抱いたり、グループに抵抗を感じたりと、さまざまな問題に直面する。そのような場面において、自らの力をもって問題の解決に取り組めるよう援助を行っていくことを指す。援助者は、**葛藤の背後に他者を理解しようとするエネルギーが隠されていること**、またそれを引き出すことによってグループの成長が実現することについて理解を深めるべきである。

カプラン
〔Caplan, Gerald 1917–2008〕

社会福祉、精神医療、急性期医療、ターミナルケアなどの場面で活用される**危機理論**を構築した人物。カプランは危機状態を「**人生の重要な目標に向かうとき、障害に直面し一時的、習慣的な解決方法を用いてもそれを克服できないときに発生する状態**」と定義した。「キャプラン」とも記される。

貨幣的ニーズ
人間がもつさまざまなニーズのうち、金銭の給付によって充たすことができるものを指す。したがって、その充足は、貧困や低所得に起因する生存のために必要な生活基盤をつくることを目指すものとなる。

感情転移
〔transference〕

「転移」とも呼ばれる。過去の特定の人物に対して抱いていた感情を別の人に置き換えることをいう。援助場面においても、利用者が援助者に対して好意的な感情を抱いたり（陽性転移）、否定的な感情を抱いたり（陰性転移）するケースがある。

危機介入モデル
〔crisis intervention model〕

これまでに獲得した対処方法では乗り越えられない困難に直面し、不安定な状態（危機状態）に陥った利用者に対し、積極的・集中的な援助を行い、危機状態から抜け出すことを目的にする援助モデルをいう。

ギッターマン
〔Gitterman, Alex 1938- 〕
生態学的視座からソーシャルワーク論を展開し、ジャーメイン（Germain, C. B.）とともに「生活モデル」を提唱した。

逆感情転移
〔counter-transference〕
「逆転移」とも呼ばれる。援助場面において、利用者が援助者に特別な感情を抱くことを「感情転移（転移）」というのに対し、援助者が自身の葛藤や愛情などを利用者に抱くことをいう。この場合、援助者が自由さを失い、適切なかかわりができなくなることが考えられる。

共感
〔empathy〕
面接技法の1つ。利用者の感じている事柄について、援助者が利用者の立場に近づき理解を深めることをいう。共感的理解は、利用者に落ち着きや情緒的な安定をもたらす。

傾聴
〔active listening〕
面接技法の1つ。サービス提供場面において、利用者の発する言葉に積極的に耳を傾ける姿勢をいう。援助者には、利用者に関心をもっていることを示す態度や、利用者が話したいことを自由に表現できる機会を創造する姿勢が求められる。

契約
〔contract/engagement〕
ソーシャルワークの過程において、利用者と援助者が目標達成に向けての合意をなすことをいう。利用者の自己決定により援助機関のサービスを利用し、その役割を担うというケースワークなどの理論に基づいている。

ケースワーク
〔social casework〕
直接援助技術の1つであり「個別援助技術」と訳される。専門的知識・技術をもった援助者による、直接的な対面関係を通して、生活の諸問題を抱え困難な状況にある個人とその個人を取り巻く環境との間に個別的な調整を行い、問題解決や課題達成を図るソーシャルワーク実践をいう。

顕在的ニーズ
利用者がニーズの存在を自覚している状態をいう。

ケンプ
〔Kemp, Susan P.〕
ウィタカー（Whittaker, J.）、トレーシー（Tracy, E.）とともに『人－環境のソーシャルワーク実践—対人援助の社会生態学』を著した。その著において、環境を①知覚された環境、②自然的・人工的・物理的環境、③社会的・相互作用的環境、④制度的・組織的環境、⑤社会的・政治的・文化的環境に分類し、「環境アセスメント」や「環境介入」に関する基本的な枠組みと実践的な指針について語っている。

構成主義アプローチ
社会構成主義の立場から、個人と社会を客観的存在として捉えず、介入の焦点を個人に当てた援助方法をいう。

行動主義モデル
社会的に不適切な行動や習慣など（不適応行動）を、学習理論に基づいて変化させようとする行動療法を導入したケースワークのモデルをいう。

行動変容アプローチ
〔behavior modification approach〕
学習理論に基づいたケースワークのアプローチ。利用者の抱える問題に焦点をおき、問題行動が除去されたり、修正されることを目標に据えた考え方・方法をいう。

合理化
〔rationalization〕
防衛機制の1つであり、自分の行動の本当の動機を無意識のうちに隠し、他のもっともらしい理由をつけて納得したり、正当化したりすることをいう。たとえば、仕事上のミスを周りの人間やパソコンなどの機器の責任にすることなどがこれにあたる。

ゴスチャ
〔Goscha, Richard Joseph〕
アメリカの社会福祉研究者。**ラップ（Rapp, C. A.）** とともに『ストレングスモデル―精神障害者のためのケースマネジメント』（2006）を著し、**ストレングスモデルの原則**として、①精神障害者はリカバリーし、生活を改善し高めることができる、②焦点は欠陥ではなく、個人のストレングスである、③地域を資源のオアシスとしてとらえる、④利用者こそが支援関係の監督者である、⑤ケースマネジャーと利用者との関係性が根本であり本質である、⑥われわれの仕事の主要な場所は地域である、ことを挙げている。

個別化
〔individualization〕
バイステック（Biestek, F. P.）の示したケースワークの原則の1つであり、**1人の個人として迎えられたい**という利用者のニーズから導き出される。利用者の人格や抱える問題、取り巻く環境などを的確に理解し援助を展開することをいう。たとえ同じようなケースであっても、**個別性や独自性をもった個人として対応**し、またその立場を尊重するべきであるといったケースワークの基本的な原理である。

コミュニケーション
〔communication〕
社会生活を営む中で、互いに意思や感情、思考などを伝達しあうことをいう。言語や音声を用いて伝達・受容する「言語的コミュニケーション」と、言語以外の表現（身振り・表情・態度等）を用いて伝達・受容する「非言語的コミュニケーション」とがある。

コーピング・クエスチョン
〔coping question〕
解決志向アプローチにおける質問法の1つであり、困難を乗り越えるために、クライエントが用いることができる力や有効な対処法などを評価するものをいう。**自分の強さや資源を見出せるよう援助する**ことで問題解決に向かわせる。なお、過去の対処方法に焦点を合わせて、「そのときはどのような方法で乗り越えてきたのですか（生き延びてきたのですか）」という際には、**サバイバル・クエスチョン**と呼ばれることもある。

ゴールドシュタイン
〔Goldstein, Howard 1922-2000〕
ソーシャルワークの統合理論の研究において、システム論を用いた「**全体論的ソーシャルワーク論**」を展開した。

サリービー
〔Saleebey, Dennis 1936-〕
「サリーベイ」とも記される。**ソーシャルワーク実践におけるストレングス視点**を提唱した人物であり、ストレングスを「人間は困難でショッキングな人生経験を軽視したり、人生の苦悩を無視したりせず、むしろこのような試練を教訓にし、耐えていく能力である復元力を基本にしている」とした。

ジェネラル・ソーシャルワーク
〔general social work〕
ケースワーク、グループワーク、コミュニティワークなどを統合したソーシャルワークの体系。専門分化した援助方法ではなく、**システム論や生態学的視座**などを共通基盤として取り入れ、多様な問題に対して総合的な援助を展開するソーシャルワーク実践をいう。

自己開示
面接技法の1つ。援助者自身の経験や感情などに関する個人的な情報を、利用者に示すことをいう。援助場面において、適切に用いられることによって話の質が高められたり、信頼関係が深められたりする。

自己覚知
〔self-awareness〕
援助者が自己の価値観や感情などを深い次元で理解することをいう。ありのままの利用者を理解するためには、援助者自身の言動の傾向性を熟知し、先入観などを排除する必要がある。

自己決定
〔self-determination〕
バイステック（Biestek, F. P.）の示したケースワークの原則の１つであり、**問題解決の方向などを自分で選択し、決定したい**という利用者のニーズから導き出される。利用者の意思を尊重し、**利用者自身で選択・決定できるように促す**ことをいう。しかしながら、利用者の中には選択や決定の能力に欠けているものも少なくない。そのような場合には、援助者が利用者のニーズを明らかにするとともに、選択・決定の代弁を行い、利用者の権利擁護に努めること（アドボカシー）が重要となる。

持続的支持
〔じぞくてきしじ〕
ホリス（Hollis, F.）が示した心理社会アプローチの介入方法の１つ。援助者が利用者に対して関心や理解を表明し、利用者を信頼し受容することによって支持していくことをいう。傾聴、受容、激励、再保証など。

実践モデル
〔practice model〕
ソーシャルワークの目的を達成するために、援助者の行動や方針の枠組みを提供するもの。「問題解決モデル」「行動変容モデル」「危機介入モデル」など、さまざまなモデルが存在する。

実存主義アプローチ
〔existensial approach〕
実存主義思想による概念を用いて、クライエントが**自らの存在意味を把握し自己を安定させる**ことで、疎外からの解放を目指すソーシャルワーク実践をいう。「今、ここにいる、自分」の主体的な意思決定や自己選択が重視され、自分の行動と決定によって「生きる意味」を見出そうとする。

質問
〔しつもん〕
面接技法の１つ。利用者の話すきっかけをつくったり、話の内容や感情を明確化したりするために、援助者が利用者に問いかけることをいう。応答の仕方によって「**開かれた質問**」と「**閉じられた質問**」とに分けられる。前者は利用者が答える内容を限定せず、自由に述べられる問いかけであり、後者は特定の内容に限定した問いかけを指す。

社会診断
〔social diagnosis〕
医学モデルに依拠するケースワークの過程の１つ。インテークの後に行われる情報分析、問題の明確化の段階をいう。今日では、「社会診断」に代わって「アセスメント」という用語が使用されている。

ジャーメイン
〔Germain, Carel Bailey 1916-1995〕
ギッターマン（Gitterman, A.）と共に『ソーシャルワーク実践における生活モデル』(1980) を刊行し、ソーシャルワークに生態学的視点を導入し、実践モデルを体系化した。ジャーメインらによって提唱された人と環境との関係や利用者の生活実態に合わせたケースワークのモデルを「生活モデル」という。

受容
〔acceptance〕
バイステック（Biestek, F. P.）の示したケースワークの原則の１つであり、**価値ある人間として受けとめられたい**という利用者のニーズから導き出される。利用者の態度、行動、価値観など、**あるがままの姿を受け容れる**ことをいう。利用者は、援助者に受容されることによって、安心感や信頼感をもって自らの問題を語るようになる。

純粋性
〔genuineness〕
「真実性」「一致性」とも呼ばれる。**ロジャーズ**（Rogers, C. R.）が示したカウンセリングにおける

基本原則の1つ。援助関係において、援助者が自身の内面にある感情や態度に十分に開かれていて、ありのままの自分でいることをいう。

昇華
〔sublimation〕

防衛機制の1つであり、現実の社会では認められない欲求や衝動を社会的、文化的に価値ある行動に置き換えて実現することをいう。たとえば、社会に対する不平や不満を、小説を書くことによって表現し満足感を得ることなどがこれにあたる。

障害受容

自身の障害とそれに伴う生活機能の変化を客観的・現実的に認め、適応していくことをいう。受容過程は、①ショック期、②混乱期、③適応への努力期、④適応期とされる。

浄化法

ホリス（Hollis, F.）が示した心理社会アプローチの介入方法の1つ。利用者や利用者の状況について探索し、感情の解放を行うことをいう。カタルシス。

助言・提案

面接技法の1つ。「情報提供」の技法に関連するものであり、援助者としての意見や提言をすることをいう。意見や提言をする際には、押し付けにならないように留意する必要がある。

シングル・システム・デザイン
〔single system design〕

効果測定における質的方法の1つ。**単一事例実験計画法**ともいう。**1つの事例から援助活動の有効性を測定する方法**であり、援助を行う前（ベースライン期）の問題状況と、援助を受けた後（インターベンション期）の問題状況とを時間の流れに沿って繰り返し観察し、**問題の変化と援助との因果関係を捉える**ものをいう。

心理社会的アプローチ
〔psychosocial approach〕

利用者の抱えている問題を、心理的側面と社会的側面との関係性によって捉え、援助を展開していく方法をいう。ホリス（Hollis, F.）によって体系化された。

スケーリング・クエスチョン
〔scaling question〕

解決志向アプローチにおける質問法の1つであり、クライエントの経験や今後の見通しを数値に置き換えて確認するものをいう。スケーリングとは測定するという意味で、その内容の中心はクライエントの置かれている状態を自らが測定することにあり、良い状態と悪い状態の具体的な差異をみつけるものである。

ストレス・コーピング理論
〔stress coping〕

ストレッサーに対する何らかの対処行動をストレス・コーピングという。ソーシャルワークの分野では、特に**危機介入アプローチ**と関連がある。

ストレングス視点
〔strengths perspective〕

利用者のもつ弱さや欠陥ではなく、**強みや積極的・肯定的側面などに焦点を当て**、それらを伸ばしていこうとする考え方をいう。なお、問題解決を行うためのストレングスは、個人や家族のみならず、**地域社会・コミュニティ**にも見いだすことができる。

ストレングスモデル（強み活用モデル）
〔strengths model〕

ラップ（Rapp, C. A.）とゴスチャ（Goscha, R. J.）のストレングスモデルの原則を特徴とし、**利用者の病理や欠陥ではなく個人の強みに焦点を当てた援助展開のあり方**を示している。

スモーリー
〔Smalley, Ruth Elizabeth 1903-1979〕

アメリカの社会福祉研究者。ケースワークにおける**機能主義**論者であったロビンソン（Robinson, V.）やタフト（Taft, J.）らの理論を継承し、発展させた。

生活場面面接（ライフスペース・インタビュー）
〔life space interview〕

レドル（Redl, F.）らによって提唱された面接の技法。面接室などで行われるものではなく、利用者の日常生活が営まれる環境（自宅・ベッドサイド・廊下等）において行われる面接をいう。比較的リラックスした雰囲気の中でなされるため、利用者の率直な訴えなどを把握することができるが、一方でプライバシーに特に配慮する必要がある。

潜在的ニーズ
せんざいてき

社会的な判断ではニーズの存在が確認されているが、利用者自身にニーズの存在が自覚されていない状態をいう。

ソロモン
〔Solomon, Barbara Bryant〕

エンパワーメントをソーシャルワークの分野に取り入れた人物とされる。 ソロモンは、エンパワーメントを高めていく介入が、①利用者が自分自身を問題を変革していく主体であるとみるよう援助する、②**利用者が援助者の知識や技術を活用するよう援助する、**③利用者が援助者を問題解決に努力していくにあたってパートナーであると認めるよう援助する、④**利用者が「無力化」を変化させられるものと認めるよう援助する、**のうち少なくとも１つをもっていると示唆した。

タフト
〔Taft, Jessie 1882-1960〕

ロビンソン（Robinson, V.）とともに機能的アプローチの礎を築いた人物。彼女は特に援助機関の機能が果たす役割に着目し、利用者が主体的に問題の解決に取り組むことができるという立場をとった。

ターナー
〔Turner, Francis Joseph〕

カナダの社会福祉研究者。ソーシャルワークの実践において、理論と実践は密接に結びついており、理論は実践にとって決定的に重要であるとした。『ソーシャルワーク・トリートメント』（1974）において、多くの理論を相互に取り入れ連結し、整理した。

ターミネーション
〔termination〕

ソーシャルワークの過程における最終段階であり「終結」と訳される。援助関係を解消するにあっては、**利用者と援助者との共通理解**が不可欠となる。この段階では、①これまでの問題解決のプロセスを確認・評価すること、②残された問題を確認すること、③将来的に生じると予測される問題に対処できるよう助言すること、④終結後においても援助の再開が可能であることを伝え安心感をもたせること、などが重要である。

直視
ちょくし

面接技法の１つである「**焦点化**」の一種。焦点化とは、利用者との関係の形成や面接の進展に合わせて適切な判断の上で行われる介入の技法であり、問題の解決のためにより深く状況を「**解釈**」したり、利用者の言動に含まれる矛盾や不一致を指摘して「**対決**」したり、問題の解決に向けて避ける傾向にある話題について「**直視**」するよう導くことをいう。

直接援助技術
ちょくせつえんじょぎじゅつ

利用者に対して、援助者が直接かかわることによって問題解決や課題達成を図ろうとする援助技術をいう。ケースワーク（個別援助技術）とグループワーク（集団援助技術）とで構成される。

直接的支持
ちょくせつてきしじ

ホリス（Hollis, F.）が示した心理社会アプローチの介入方法の１つ。援助者の意見や態度を表明することによって、利用者の行動に対して直接的に影響を与えることをいう。賛意、強調、助言、介入など。

直面化
ちょくめんか
〔confrontation〕

面接技法の１つ。利用者が否認し目を背けている心的現実や葛藤によって生じている話の**矛盾点などを指摘する**ことをいう。直面化することにより、利用者が自らの葛藤や矛盾に気づいたり、話しやすくなったりすることにつながる。ただし、利用者が責められていると感じるケースもあるため、共感的・支持的な態度で臨み、限定的に用いる必要がある。

同一視

〔identification〕

防衛機制の1つであり、他者が所持する優れた能力や実績などを、自分のものであるかのように見なしたり、感じたりすることをいう。他者と自己とを同一とみなす場合と、他者の属する性質や態度を自分の中に取り入れて同一化する場合とがある。たとえば、自分の尊敬する人と同じ洋服を着たり、同じ髪型にしたりすることなどがこれにあたる。

統合アプローチ

ケースワークやグループワーク、コミュニティワークなどの専門分化された機能を統合化した援助方法をいう。具体的には、①時と場所によってそれぞれの方法を使い分ける「コンビネーション・アプローチ」、②それぞれの共通点を探し出して一般化し、問題状況に応じて特別な知識や技術を付加し現実問題に対応する「マルチメソッド・アプローチ」、③それぞれ分化した方法を新たな包括的原理、理論で統合し、その方法で対応する「ジェネリック・アプローチ」が挙げられる。

統制された情緒的関与

〔controlled emotional involvement〕

バイステック（Biestek, F. P.）の示したケースワークの原則の1つであり、**共感的な反応を得たいという利用者のニーズから導き出される。援助者が自らの感情を自覚し、適切にコントロールして利用者に関わる**ことをいう。援助者は個人的な感情や自己満足を援助の中にもち込むことを避け、専門的な立場から冷静に関わることができるように自らの感情を統制する。

ドナベディアン

〔Donabedian, Avedis 1919–2000〕

アメリカの医療経済学者。医療サービスの品質評価において、① structure（構造）、② process（活動）、③ outcome（成果）の観点からのアプローチが有効であるとした。

トール

〔Towle, Charlotte 1896–1966〕

アメリカの社会福祉研究者。1945年に『コモン・ヒューマン・ニーズ』を著し、利用者が人間として共通の欲求を抱いているという視点から利用者理解と援助原則を考察し、ソーシャルワークの発展に貢献した。

ナラティブ・アプローチ

〔narrative approach〕

社会構成主義の立場から、**利用者の語るストーリーを通して援助を展開する方法**をいう。伝統的な科学主義・実証主義に対する批判として誕生した経緯があり、**主観性と実存性を重視**し、現実は人間関係や社会の産物であり、それを人々は言語によって共有しているとする認識論の立場に立つ考え方である。

ニーズ推計

ニーズを一定の基準で**カテゴリーに分類**し、それぞれの**出現率の推計に基づいてサービスの種類や必要量を算出**し、サービス資源の整備目標を設定する際に用いる手法をいう。

バイステック

〔Biestek, Felix Paul 1912–1994〕

アメリカの社会福祉研究者。利用者と援助者との間に望ましい援助関係を形成するために、①**個別化**、②**意図的な感情の表出**、③**統制された情緒的関与**、④**受容**、⑤**非審判的態度**、⑥**利用者の自己決定**、⑦**秘密保持**のケースワーク7原則を示した。

パターナリズム

〔paternalism〕

「父権的温情主義」と訳され、本人の意思にかかわりなく、本人の利益のために、本人に代わって意思決定をすることをいう。社会福祉の分野では、専門職的権威による配慮と利用者による従順で依存的な関係が考えられる。

パターン力動的反省

ホリス（Hollis, F.）が示した心理社会アプローチの介入方法の1つ。利用者の応答の仕方や行動の傾向についての反省的な話し合いのことをいう。行動パターンを明確化し、出来事に対する行動や感情を特定化する。

発達的な反省
ホリス（Hollis, F.）が示した心理社会アプローチの介入方法の1つ。利用者の応答の仕方や行動の傾向に関する発生的・発達的要因についての反省的話し合いのことをいう。幼少期の生活や経験について反省的に考察する。

ハートマン
〔Hartman, Ann〕
「ハルトマン」とも記される。エコロジカル・ソーシャルワークの視点から、家族とその周りの人びとや社会資源の間にみられる問題状況を図解と文字で示す「エコマップ」を考案した。

バートレット
〔Bartlett, Harriett M. 1897-1987〕
アメリカの社会福祉研究者。『社会福祉実践の共通基盤』（1970）を刊行し、「価値」「知識」「介入」を社会福祉実践の共通基盤に不可欠な要素として位置づけた。

ハミルトン
〔Hamilton, Gordon 1892-1967〕
ケースワークにおける診断主義の代表的論者。「インテーク－社会調査－社会治療」といった過程に基づく方法を確立した。

パールマン
〔Perlman, Helen Harris 1905-2004〕
アメリカの社会福祉研究者。『ケースワーク：問題解決の過程』（1957）を刊行し、ケースワークの核となる要素として4つのP（人、問題、場所、過程）を明らかにした。従来の診断主義的ケースワークのアプローチを踏まえながら、機能主義的方法の長所を積極的に取り入れて問題解決アプローチの体系化に努めた人物で、折衷派と呼ばれている代表格である。

バワーズ
〔Bowers, Swithun 1908-〕
カナダの社会福祉研究者。さまざまなケースワークの定義を分析し、「利用者の内的能力の活発化」「社会資源の活用」を特徴とした自らの定義を示した。援助活動は創造的であるとし「アート（art）」と呼んだ。

反映
面接技法の1つ。**利用者の話す事柄や感情を、援助者が利用者に返していくことをいう。** 事実だけではなく、**感情にも焦点を当て応答することによって、** 利用者が自らの感情に気づき、理解することにつながる。

反動形成
〔reaction formation〕
防衛機制の1つであり、抑圧している欲望や考えと正反対の態度、行動をとることをいう。たとえば、嫌いな上司に対するネガティブな感情を抑え、極端に丁寧に接したり、不自然に尊敬しようとしたりすることなどがこれにあたる。

非貨幣的ニーズ
金銭のみで解決される貨幣的ニーズに対して、対人福祉サービスの給付（現物給付）によって充足が可能となるものを指す。わが国ではその充足のために社会福祉施設が多く活用されてきた経緯がある。

非審判的態度
〔non-judgmental attitude〕
バイステック（Biestek, F. P.）の示したケースワークの原則の1つであり、**一方的に非難されたくない**という利用者のニーズから導き出される。利用者の言動や態度などに対して援助者の価値観や倫理観のみに基づく判断は避け、またそのような価値観や倫理観を利用者に強制しないことをいう。

秘密保持
〔confidentiality〕
バイステック（Biestek, F. P.）の示したケースワークの原則の1つであり、**自身の秘密をしっかり守りたい**という利用者のニーズから導き出される。援助を展開する中で知り得た情報は公にせず、**利用者のプライバシーや秘密を守り、**信頼感を保つことをいう。それにより利用者は自らの問題について語ることが可能となる。

ヒヤリ・ハット

援助場面における事故につながりかねない危険な体験のこと。「ヒヤリ」としたり「ハット」するような事故寸前の危険な事態をいう。援助者がヒヤリ・ハットの情報を蓄積し共有することは、事故を未然に防ぐために有効とされる。

ヒューマンニーズの階層

マズロー（Maslow, A. H.）による欲求の段階説。第一段階を「生理的欲求」、第二段階を「安全と安定の欲求」、第三段階を「所属と愛情の欲求」、第四段階を「自尊の欲求」、第五段階を「自己実現の欲求」とした。

費用・効果分析

計画されたサービスを実施するために必要となる費用と、それによって達成された効果を相互に関連させて、**効率性**という視点から**分析**し、評価する方法をいう。

表明されたニーズ

利用者によってニーズが自覚され、そのニーズを表明した状態をいう。

表明されないニーズ

利用者によってニーズが自覚されてはいるが、そのニーズを表明しない状態、あるいは何らかの理由によって表明できない状態をいう。

ピンカス

〔Pincus, Allen〕

ミナハン（Minahan, A.）とともに、ソーシャルワークを1つのシステムと捉え、そのシステムを構成する、①**クライエント・システム**（サービスを利用し問題解決に取り組もうとする個人や家族）、②**ワーカー・システム**（サービスを利用し問題解決に取り組んでいくことができるように援助する者や機関・施設）、③**ターゲット・システム**（利用者の問題解決のために標的として対応すべき者や組織体）、④**アクション・システム**（問題解決に取り組んでいくために参加・協力する者や資源）の4つのサブシステムを示した。なお、ワーカー・システム

は「チェンジ・エージェント・システム」と表現されることもある。

フェミニストアプローチ

フェミニズムの視点から行うソーシャルワーク実践であり、ジェンダー概念を取り入れることやエンパワメントを促すことなどにその特徴がある。フェミニズムは女性拡張主義や女性解放思想などと訳され、性差別を廃止し、抑圧された女性の権利を拡張しようとする思想や運動などの総称である。

福祉サービス第三者評価基準ガイドライン

2004（平成16）年に厚生労働省によって示された。第三者評価とは、福祉サービスの質の向上や選択支援などを目的に、福祉サービス事業者でも利用者でもない第三者機関が、事業者、利用者、必要があればその他に対する調査を行い、事業者の提供するサービスの質を客観的な立場から総合的に評価することをいう。

福祉ニーズ

「要援護性」「援助の必要性」をいう。個人の欲求を充たすといった恣意的なものではなく、その時代の社会情勢や文化的背景などの視点をもった社会生活を営むうえで必要とされるものの充足を示す概念であり、単なる欲求や要求とは異なる。

ブトゥリム

〔Butrym, Zofia T.〕

イギリスのソーシャルワーク研究者。人間に内在する普遍的価値から引き出されるソーシャルワークにおける価値前提として、①人間尊重、②人間の社会性、③変化の可能性を挙げた。

ブラッドショウ

〔Bradshaw, Jonathan〕

1972年の論文「ソーシャルニードの分類法」において、ソーシャルニードを、①**ノーマティブ・ニード**（規範的ニード）、②**フェルト・ニード**（感得されたニード）、③**エクスプレスト・ニード**（表明されたニード）、④**コンパラティブ・ニード**（比較ニード）に整理・分類した。

プランニング

〔planning〕

ソーシャルワークの過程の１つであり「計画策定」と訳される。アセスメントの結果を踏まえ、援助計画の立案を行う段階をいう。まずは援助目標の設定がなされ、次いで目標を達成するための具体的な方法（援助計画）が選定される。なお、このプロセスにおいては、**利用者自身の問題解決の主体者としての意識を高めることが重要である。**

ベルタランフィ

〔Bertalanffy, Ludwig von 1901-1972〕

オーストリア出身の理論生物学者。システムによって自然や社会を考える**一般システム理論**を示した。一般システム理論は、世の中のシステム全般に適応できる（一般化できる）ものであると捉えることができる。

ホリス

〔Hollis, Florence 1907-1987〕

アメリカの社会福祉研究者。アメリカにおいて「**公民権法**」（1964 年）が成立した時期に『ケースワーク：心理社会療法』を刊行し、「**状況の中にある人間**」をケースワークの中心概念に位置づけた。

マイヤー

〔Meyer, Carol〕

「メイヤー」とも記される、アメリカの社会福祉研究者。利用者の生活を環境との有機的循環作用の中から把握し、対応を統合的に考察しようとする視点を示した（**エコシステムズ・パースペクティブ**）。エコシステムという視座は、システム思考と生態学的視点の理論的特性を折衷・具備したものであるといえる。

ミナハン

〔Minahan, Anne〕

ピンカス（Pincus, A.）とともに、ソーシャルワークを１つのシステムと捉え、そのシステムを構成する、①**クライエント・システム**（サービスを利用し問題解決に取り組もうとする個人や家族）、②**ワーカー・システム**（サービスを利用し問題解決に取り組んでいくことができるように援助する者や機関・施設）、③**ターゲット・システム**（利用者の問題解決のために標的として対応すべき者や組織体）、④**アクション・システム**（問題解決に取り組んでいくために参加・協力する者や資源）、の４つのサブシステムを示した。なお、ワーカー・システムは「**チェンジ・エージェント・システム**」と表現されることもある。

ミラクル・クエスチョン

〔miracle question〕

解決志向アプローチにおける質問法の１つであり、クライエントに問題解決後の状況を具体的にイメージさせるものをいう。空想や想像を通して、①理想の状態をイメージする、②理想と現状との違いを明確にする、③周囲への影響を理解することになり、問題の原因ではなく、問題が解決した状態を描かせることにつながる。

面接技法

利用者との面接の場面で用いられる技法のこと。面接の目的は概ね、①利用者を理解すること、②利用者との関係を構築すること、③利用者を援助することである。その目的を達成するために、援助者はさまざまな技法を駆使する。代表的なものとして、「傾聴の技法」「質問の技法」「反映の技法」などが挙げられる。

モニタリング

〔monitoring〕

ソーシャルワークの過程の１つであり、一連の援助内容を振り返り、**計画に沿ったかたちで援助が行われているか、計画された援助が効果を上げているかを実践的に評価する段階**をいう。万が一、援助効果が得られていない場合には再検討され、援助目標や援助計画の見直しが図られる。

問題解決アプローチ

〔problem-solving approach〕

パールマン（Perlman, H. H.）によって示された、ケースワークを問題解決の過程であると捉えるアプローチ。利用者が問題解決に向けての動機づけや対処能力を高め、そのための機会を積極的に活用する

ことを中心に据え、利用者自身の問題解決に対する主体性を考慮した援助方法をいう。

要約 (ようやく)

〔rehabilitation〕

面接技法の１つ。話の内容やそれが意図していることの意味、感情などをまとめ（要約）、利用者に伝えることをいう。話の流れが混乱したり、複数の考えを整理したりする場面に有効である。

抑圧 (よくあつ)

〔repression〕

防衛機制の１つであり、自分自身が受け入れられない考え方や感情などを否定し、それらをなかったことにしたり、強引に忘れようとしたりすることをいう。たとえば、親から虐待を受けている子どもが、親に対するネガティブな気持ちを抑え込み、日常では感じないようにすることなどがこれにあたる。

４つのＰ (よっつのピー)

パールマン（Perlman, H. H.）が示したケースワークを構成する４つの要素であり、①人（person）、②問題（problem）、③場所（place）、④過程（process）を指す。なお、パールマンは後に、専門職ワーカー（profession）と制度・政策（provision）の２つを加えている。

ラップ

〔Rapp, Charles Anthony〕

アメリカの社会福祉研究者。『精神障害者のためのケースマネジメント』（1998）において、精神障害者と彼を取り巻く環境の**強み**に**着目**し、それに基づくケースマネジメントが有効であるとした（**ストレングスモデル**）。

ラポール

〔rapport〕

利用者と援助者との間に形成される信頼関係をいう。この信頼関係を基盤に専門的援助関係が確立される。

リード

〔Reid, William James 1928–2003〕

「ライド」とも記される。効果測定に基づく実証主

義的な手法で「**課題中心アプローチ**」を開発した。

リハビリテーション

〔rehabilitation〕

傷病の後遺症の機能回復、障害児（者）や高齢者に対し、「全人間的復権」を目標に QOL を高めること。WHO において**リハビリテーションは、医学・職業・教育・社会の４つに分類**されている。援助方法にも分類があり、治療的援助・代償的援助・社会環境改善・心理的援助などがある。

レスポンシビリティ

〔responsibility〕

「**責任**」「**義務**」などと訳される。援助の過程においては、利用者からの多種多様な問題提起や問いかけがある。援助者はそれらに対して真摯に応答していく責任を持たなければならない。

ロビンソン

〔Robinson, Virginia P. 1883–1977〕

アメリカの社会福祉研究者。ランク（Rank, O.）の意志心理学を基盤に、機能主義的アプローチを発展させた。

ロールプレイング

〔role playing〕

「役割演技」と訳され、主に心理問題の解決や人間関係能力の向上に用いられる心理的技法をいう。現実の自分と異なる役割を演じることは、問題の解決だけではなく、専門職の教育や訓練にも有効とされる。

ワーカビリティ

〔workability〕

利用者の問題解決に取り組む力（問題解決能力）をいう。パールマン（Perlman, H. H.）が示した問題解決アプローチによって強調された。

（太字で表示した頁には用語解説があります）

あ～お

相手とともにある ················· 3
アイビイ
　Ivey, Allen E. ·········· 152, **171**
アウトカム評価 ················· 115
アウトリーチ ············· 98, 167
アカウンタビリティ ············ 104
アグレッシブ・ケースワーク··· **171**
アセスメント（事前評価）
　············· 100, 114, **171**
あたかも（as if）········· 133, 137
アダムス Addams, Jane ········· 20
アドボカシー ················· 98
アフターケア ··········· 120, **171**
アプテカー
　Aptekar, Herbert H. ········· 143
医学・疾病モデル ··············61
医学（医療）モデル／生活モデル
　························· **171**
生きられる世界 ················ 129
一期一会 ····················· 165
一次判定 ····················· 106
一般システム理論 ········ 21, 63
糸賀一雄 ····················· 164
意図的な感情の表出 ············ **171**
今、ここ ····················· 165
陰性転移 ····················· 150
インターベンション（介入）
　················· 108, **171**

インテーカー ················· 131
インテーク ·········· 99, 161, **172**
インフォーマルな社会資源 ······ 112
インフォームド・コンセント
　·················· 104, **172**
エコ・システム論 ··············23
エコマップ ··················· 104
エコロジカル・アプローチ ······ **172**
エコロジカル・ソーシャルワーク
　························· 10
SST ························· 88
エバリュエーション ········ 115, **172**
エビデンス・ベースド・
　プラクティス ··············· **172**
エプスタイン
　Epstein, Laura ········· 79, **172**
エプストン
　Epston, David ···············90
MCO モデル ·············77, **172**
MDS ························ **172**
エリクソン
　Erickson, Milton H. ···········89
エリクソン
　Erikson, Erik Homburger ······77
援助活動のための財源取得の技能
　························· 112
援助過程 ····················· **172**
援助関係 ·····················65
援助計画開発技能 ················ 112

援助システム操作技能 ············ 112
エンパワー ····················· 4
エンパワメント···35, 49, 87, 107, **172**
エンパワメント・アプローチ
　················· 87, **173**
エンパワメント機能 ············ 114
尾崎新 ····················· 167
オペラント条件づけ ·········85, 152
卸売的方法 ····················· 2

か～こ

解決志向アプローチ ············· **173**
解決志向ブリーフセラピー·········89
介護認定審査会 ················· 106
介護予防サービス計画············ 106
外的環境 ·····················63
カウンセリング ················· **173**
家族システムアプローチ·········· **173**
課題中心アプローチ·········79, **173**
価値観 ····················· 133
葛藤解決の原則 ················· **173**
過程 ·····················96
カプラン
　Caplan, Gerald ················ **173**
貨幣的ニーズ ················· **173**
環境の中の人 ··················· 4
環境は多次元から成る統一体······19
関係技能 ····················· 111
観察技能 ····················· 111

感情転移·························· **173**
カンファレンス················· 135
危機介入アプローチ···········82
危機介入モデル················ **173**
聴く態度·························· 132
ギッターマン
　Gitterman, Alex ··········· **174**
ギテレッツ
　Gutierrez, Lorraine M. ·········88
機能訓練（リハビリテーション）
　·································67
機能主義···················· 73, 75
機能障害·························· 128
機能的アプローチ···········75
機能的生······················· 128
機能不全···················63, 65, 67
逆感情転移（逆転移）
　············ 9, 136, 150, **174**
キャプラン
　Caplan, Gerald ·············82
ギャレット
　Garrett, Annette ·········72
共感······················ 4, 8, **174**
共感技能·························· 111
共感的理解················ 133, 137
共感の技法····················· 109
共感の治療効果·················· 9
共助·····························54
居宅介護支援事業所··········· 106
居宅サービス計画················ 106
居宅訪問面接··················· 145
許容······························ 9
キルケゴール
　Kierkegaard, Søren Aabye ······90
クライエント··················· 130
クライエント中心療法··········· 151
グランプリ調査法··············· 117
クーリー
　Cooley, Charles Horton ······ 160
クリル
　Krill, Donald F. ·················90

ケアマネジメント·········· 106, 113
経過観察························· 114
傾聴·························99, **174**
傾聴の技法····················· 109
系統的脱感作··················· 152
契約······················ 103, **174**
契約技能·························· 111
ケースマネジメント············· 113
ケースワーク·········· 2, 142, **174**
健康な自我····················· 151
言語的コミュニケーション······ 131
顕在的ニーズ···············55, **174**
現象学···························90
ケンプ
　Kemp, Susan P. ····· 16, 18, **174**
構音障害···················· 66, 67
コウガー
　Cowger, Charles ················26
効果測定························· 115
交互作用·························63
公助·····························54
構成主義アプローチ············ **174**
行動主義心理学··················84
行動主義モデル················· **174**
行動変容アプローチ·······84, **174**
行動療法························· 152
行動療法アプローチ··············84
合理化··························· **175**
小売的方法························ 2
高齢化率·························45
国際ソーシャルワーカー連盟
　（IFSW）·····················49
個人の社会関係の全体性········ 151
ゴスチャ
　Goscha, Richard Joseph ··· **175**
コックス
　Cox, Enid Opal ·················88
古典的条件づけ············84, 152
コーピング・クエスチョン····· **175**
個別化··························· **175**
コミュニケーション··· 109, 148, **175**

コミュニケーション技能········· 111
コミュニティワーク········· 113, 167
ゴールドシュタイン
　Goldstein, Howard ··········· **175**
根拠に基づく実践··············· 115
コンピテンス·····················25

さ～そ
再アセスメント················· 115
サービス利用計画··············· 106
サリービー
　Saleebey, Dennis··········64, **175**
シェイザー
　Shazer, Steve De ··············89
ジェネラリスト・ソーシャル
　ワーク·····················6, 49
ジェネラル・ソーシャルワーク
　·······························**175**
ジェノグラム···················· 104
支援計画·························· 105
支援の実施····················· 108
資源·····························67
自己開示···················133, **175**
自己覚知···········35, 134, 150, **176**
自己決定···················104, **176**
自己探索························· 135
自己洞察························· 135
事後評価························· 115
事後評価技能··················· 112
自己変革························· 130
自助·····························54
施設サービス計画··············· 106
慈善組織協会（COS）
　················ 2, 20, 61, 129
視線の高さ····················· 146
事前評価························· 100
事前評価技能··················· 112
持続的支持····················· **176**
実践モデル····················· **176**
実存主義アプローチ············· **176**
質問····························· **176**

質問の技法……………………… 110
自分自身を吟味する……………… 4
シャイン
　Shyne, Ann W. ……………………79
社会構成主義………………………90
社会資源…………99, 108, 112, 114
社会診断…………………………**176**
社会正義……………………………30
社会的（社会関係上の）障害… 128
社会的生……………………………128
社会福祉士及び介護福祉士法……30
ジャーメイン
　Germain, Carel Bailey……18, **176**
終結…………………………………118
集団比較実験計画法
　（集団比較実験デザイン）…… 116
主訴…………………………………100
受容…………………………… 4, **176**
受理面接…………………………99, 147
純粋さ………………………………134
純粋性……………………………**176**
昇華………………………………**177**
障害者の権利宣言…………………46
障害受容…………………………**177**
浄化法……………………………**177**
状況の中の人間……………………73
情報収集技能………………………111
処遇面接……………………………144
助言・提案………………………**177**
ジョーダン
　Jordan, Catheleen ……………19
ジョーンズ
　Jones, Mary Cover …………… 152
自立（自律）性……………………114
事例研究法…………………………117
シングル・システム・デザイン
　………………………………**177**
人材開発・組織化技能………… 112
診断主義…………………………*72, 75*
信頼関係……………………………132
心理社会的アプローチ………72, **177**

スキナー
　Skinner, Burrhus Frederic ……85
スケーリング・クエスチョン… **177**
スティグマ…………………………35
ストレス・コーピング理論…… **177**
ストレングス………………………26
ストレングス視点…………64, **177**
ストレングスモデル（強み活用
　モデル）…… 64, 65, 67, 69, **177**
スーパービジョン……………10, 134
スモーリー
　Smalley, Ruth Elizabeth…75, **177**
座る位置関係……………………… 146
生活世界…………………………… 142
生活場面面接（ライフスペース・
　インタビュー）…… 108, 145, **177**
生活モデル………62, 63, 65, 67, 69
精神分析……………………………61
精神分析療法……………………… 151
生態学的視点………………………63
生命体としての生………………… 128
生理・生物学的な不全・欠損… 128
折衷主義……………………………77
刹那主義…………………………… 165
セツルメント………………………20
セツルメント活動………………… 129
潜在的ニーズ……… 55, 97, 124, **178**
全体的自己………………………… 151
全米ソーシャルワーカー協会… 5
専門職的自己開発技能………… 111
相互作用技能……………………… 111
相互適応関係………………………63
相互適応状態………………………67
相談援助業務……………………… 7
相談支援事業者………………… 106
ソーシャル・ケースワーク………98
ソーシャルワーク専門職の
　グローバル定義…………………30
ソロモン
　Solomon, Barbara Bryant
　………………………87, 107, **178**

た〜と
体験的現実………………… 131, 142
対処能力……………………… 63, 67
竹内敏晴………………………… 166
ターナー
　Turner, Francis Joseph …… **178**
タフト
　Taft, Jessie ……………75, **178**
ターミネーション………… 118, **178**
多問題家族……………………………62
多様性の尊重………………………30
単一事例実験計画法……… 115, 117
地域包括支援センター………… 106
調査技能…………………………… 112
直視………………………………**178**
直接援助技術……………………**178**
直接的支持………………………**178**
直面化……………………………**178**
治療・医療モデル
　…………61, 62, 63, 65, 66, 69, 73
治療的機能を重視している特殊な
　ソーシャルワーク実践………… 6
治療面接…………………………… 144
抵抗………………………………… 135
適応不全……………………………67
デューイ
　Dewey, John ……………………78
転移………………………… 135, 149
同一視……………………………**179**
動機づけ・能力・機会……………77
統合アプローチ…………………**179**
統合技能…………………………… 110
統制された情緒的関与………**179**
特殊ソーシャルワーク………… 5
徳永進………………………………60
閉じられた質問………………… 110
ドナベディアン
　Donabedian, Avedis ……… **179**
トール
　Towle, Charlotte …………72, **179**

な〜の

内的環境······························63
ナラティブ・アプローチ········ **179**
二次判定····························· 106
ニーズ·························· 7, 54
ニーズ推計···················· **179**
人間生態学····························18
人間生態学的ソーシャルワーク···21
人間発達に関する諸理論··········· 5
認知技能····························· 110
ネットワーク······················· 113
脳性麻痺···················· 66, 67
能力障害····························67
ノーマライゼーション··········46

は〜ほ

バイステック
　Biestek, Felix Paul ······3, 36, **179**
バーグ
　Berg, Insoo Kim ················89
パーソンズ
　Persons, Ruth J. ················88
パターナリズム·········64, 107, **179**
パターン力動的反省········· **179**
発達的な反省·················· **180**
ハートマン
　Hartman, Ann ················ **180**
バートレット
　Bartlett, Harriett M. ··········· **180**
パブロフ
　Pavlov, Ivan Petrovich ·······84
浜田寿美男························66
ハミルトン
　Hamilton, Gordon·········72, **180**
ハル・ハウス····················20
パールマン
　Perlman, Helen Harris ···77, **180**
バワーズ
　Bowers, Swithun ············ **180**
反映··························· **180**
反映の技法······················· 110

伴走者····························· 130
バンデューラ
　Bandura, Albert ················85
反動形成·························· **180**
非貨幣的ニーズ················· **180**
非言語的コミュニケーション··· 131
非審判的態度·················· **180**
秘密保持························· **180**
ヒヤリ・ハット················· **181**
ヒューマンニーズの階層········· **181**
費用・効果分析················· **181**
表明されたニーズ··············· **181**
表明されないニーズ······98, 124, **181**
病理・欠陥モデル···············64
開かれた質問··················· 110
ピンカス
　Pincus, Allen ················· **181**
ファミリーマップ··············· 104
フィンク
　Fink, Steven L. ················82
フェイス・トゥ・フェイス····· 158
フェミニストアプローチ········· **181**
フォーマルな社会資源··········· 112
フォローアップ··················· 120
福祉サービス第三者評価基準
　ガイドライン··················· **181**
福祉ニーズ····················· **181**
フーコー
　Foucault, Michel ················90
ブトゥリム
　Butrym, Zofia T. ····33, 158, **181**
ブラッドショウ
　Bradshaw, Jonathan ········· **181**
ブラッドフォード
　Bradford, K. A ················90
フランクリン
　Franklin, Cynthia ················19
プランニング················· 105, **182**
ブリーフセラピー··················89
フロイト
　Freud, Sigmund ···········73, 151

プロセス評価················· 115
分離不安······················· 136
ヘルス・モデル···················64
ベルタランフィ
　Bertalanffy, Ludwing von
　··························22, **182**
ヘルプマーク·····················57
防衛機制·························82
ホリス
　Hollis, Florence ·········72, **182**
ホリスティック··················· 3
ホワイト
　White, Michael ·················90
ホワイト
　White, Robert W. ·················78

ま〜も

マイクロ技法··················· 152
マイヤー
　Meyer, Carol ················· **182**
マクロ···························3, 30
マズロー
　Maslow, Abraham Harold ···7, 92
マッピング技法··················· 104
三浦文夫··························54
ミクロ···························3, 30
ミナハン
　Minahan, Anne················ **182**
ミラクル・クエスチョン········· **182**
無条件の積極的関心············· 132
無知の姿勢·······················89
メゾ····························· 3
メタ・アナリシス法··········· 117
面接····························· 108
面接技能························· 111
面接技法························· **182**
面接室··························· 145
モニタリング················· 114, **182**
問題解決アプローチ··········77, **182**
問題解決技能··················· 111

や～よ

ヤスパース
  Jaspers, Karl Theodor…………94
やり取り………………………… 4
友愛訪問………………………… 129
要介護認定……………………… 106
陽性転移………………………… 149
要約……………………………… **183**
抑圧……………………………… **183**
4つのP…………………………77, **183**

ら～ろ

ラップ
  Rapp, Charles Anthony …… **183**
ラポール………99, 110, 132, 147, **183**
ランク
  Rank, Otto ……………………75
リー
  Lee, Judith A. B. ………………87

リスクマネジメント…………… 104
リッチモンド
  Richmond, Mary Ellen
  ………………… 2, 20, 32, 61, 72
リップル
  Ripple, Lilian……………………78
リード
  Reid, William James ……79, **183**
リハビリテーション…………… **183**
リファーラル…………………… 103
臨床ソーシャルワーク…………… 2
リンデマン
  Lindeman, Erich ……………82
レスポンシビリティ…………… **183**
レスポンデント条件づけ…………84
レーナー
  Rayner, Rosalie …………… 152
連携……………………………… 114
連帯………………………………98

ロジャーズ
  Rogers, Carl Ransom
  …………………………92, 132, 151
ロビンソン
  Robinson, Virginia P. ……75, **183**
ロールプレイ…………………… 163
ロールプレイング…………… **183**

わ

ワイス
  Weiss, D. ………………………90
ワーカビリティ…………77, 114, **183**
ワトソン
  Watson, John Broadus …84, 152
われわれ感情…………………… 160
ワン・ダウンの姿勢………………89

相談援助の理論と方法Ⅰ［第3版］— ソーシャルワーク
【社会福祉士シリーズ7】

2009(平成21)年2月15日　初　版1刷発行
2014(平成26)年1月15日　第2版1刷発行
2020(令和2)年2月15日　第3版1刷発行

編　者　柳澤孝主・坂野憲司
発行者　鯉渕友南
発行所　株式
　　　　会社　弘文堂　　101-0062　東京都千代田区神田駿河台1の7
　　　　　　　　　　　　TEL 03(3294)4801　　振替 00120-6-53909
　　　　　　　　　　　　https://www.koubundou.co.jp
装　丁　水木喜美男
印　刷　三美印刷
製　本　井上製本所

ISBN978-4-335-61200-8

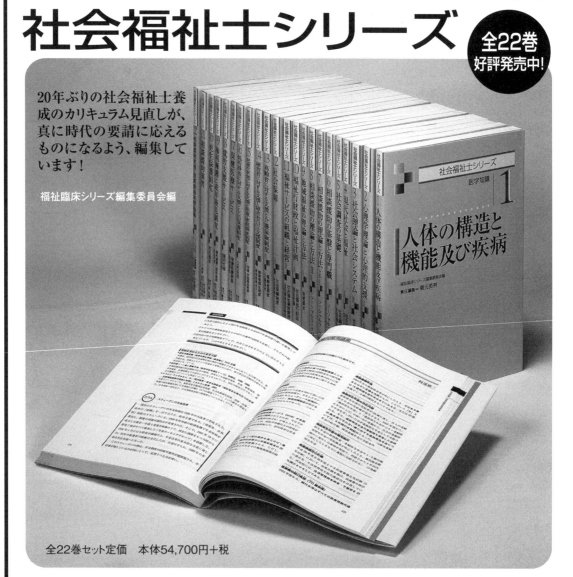

国家試験科目全巻に「国家試験対策用語集」を収録。

福祉臨床シリーズ編集委員会編

◉ ＝ 2020年1〜3月　改訂

1. 人体の構造と機能及び疾病 ［第4版］… 朝元美利 編　252頁　定価（本体2500円＋税）
― 医学知識 ―　　　ISBN978-4-335-61184-1

2. 心理学理論と心理的支援 ［第3版］… 岡田　斉編　288頁　定価（本体2500円＋税）
― 心理学 ―　　　ISBN978-4-335-61185-8

3. 社会理論と社会システム ［第3版］… 久門道利・杉座秀親 編　296頁　定価（本体2500円＋税）
― 社会学 ―　　　ISBN978-4-335-61190-2

4. 現代社会と福祉 ［第5版］… 福田幸夫・長岩嘉文 編　264頁　定価（本体2500円＋税）
― 社会福祉・福祉政策 ―　　　ISBN978-4-335-61192-6

5. 社会調査の基礎 ［第4版］… 宮本和彦・梶原隆之・山村　豊編　244頁　定価（本体2500円＋税）
― 社会調査・社会福祉調査 ―　　　ISBN978-4-335-61193-3

◉ **6. 相談援助の基盤と専門職** ［第4版］… 柳澤孝主・坂野憲司 編　264頁　定価（本体2500円＋税）
― ソーシャルワーク ―　　　ISBN978-4-335-61199-5

◉ **7. 相談援助の理論と方法 Ⅰ** ［第3版］… 柳澤孝主・坂野憲司 編　208頁　定価（本体2400円＋税）
― ソーシャルワーク ―　　　ISBN978-4-335-61200-8

◉ **8. 相談援助の理論と方法 Ⅱ** ［第3版］… 柳澤孝主・坂野憲司 編　276頁　定価（本体2500円＋税）
― ソーシャルワーク ―　　　ISBN978-4-335-61201-5

9. 地域福祉の理論と方法 ［第3版］… 山本美香 編　288頁　定価（本体2500円＋税）
― 地域福祉 ―　　　ISBN978-4-335-61177-3

◉**10. 福祉行財政と福祉計画** ［第4版］… 池村正道 編　240頁　定価（本体2500円＋税）
― 社会福祉行財政・福祉計画 ―　　　ISBN978-4-335-61205-3

11. 福祉サービスの組織と経営 ［第3版］… 三田寺裕治・西岡　修 編　288頁　定価（本体2500円＋税）
― 社会福祉運営管理・社会福祉施設経営 ―　　　ISBN978-4-335-61194-0

12. 社会保障 ［第6版］… 阿部裕二編　288頁　定価（本体2500円＋税）
― 社会保障制度・社会保障サービス ―　　　ISBN978-4-335-61195-7

13. 高齢者に対する支援と介護保険制度 ［第5版］… 東　康祐・原　葉子 編　296頁　定価（本体2500円＋税）
― 高齢者福祉・介護福祉 ―　　　ISBN978-4-335-61196-4

14. 障害者に対する支援と障害者自立支援制度 ［第4版］… 峰島 厚・木全和巳・冨永健太郎 編　300頁 定価（本体2500円＋税）
― 障害者福祉制度・障害者福祉サービス ―　　　ISBN978-4-335-61187-2

◉**15. 児童や家庭に対する支援と児童・家庭福祉制度** ［第4版］… 八重樫牧子・原 葉子 編　244頁　定価（本体2500円＋税）
― 児童・家庭福祉制度・児童・家庭福祉サービス ―　　　ISBN978-4-335-61202-2

16. 低所得者に対する支援と生活保護制度 ［第5版］… 伊藤秀一 編　264頁　定価（本体2500円＋税）
― 公的扶助 ―　　　ISBN978-4-335-61197-1

17. 保健医療サービス ［第4版］… 佐久間淳・幡山久美子 編　272頁　定価（本体2500円＋税）
― 保健医療制度・医療福祉 ―　　　ISBN978-4-335-61198-8

◉**18. 就労支援サービス** ［第4版］… 桐原宏行 編　208頁　定価（本体2400円＋税）
― 雇用支援・雇用政策 ―　　　ISBN978-4-335-61203-9

19. 権利擁護と成年後見制度 ［第4版］… 福田幸夫・森　長秀 編　296頁　定価（本体2500円＋税）
― 権利擁護と成年後見・民法総論 ―　　　ISBN978-4-335-61188-9

20. 更生保護制度 ［第3版］… 森　長秀 編　216頁　定価（本体2400円＋税）
― 司法福祉 ―　　　ISBN978-4-335-61183-4

◉**21. 相談援助演習** ［第4版］… 谷川和昭・柳澤孝主 編　280 頁　定価（本体2500円＋税）
― ソーシャルワーク演習 ―　　　ISBN978-4-335-61204-6

22. 相談援助実習・相談援助実習指導 ［第3版］… 早坂聡久・増田公香 編　258頁　定価（本体2500円＋税）
― ソーシャルワーク現場実習・ソーシャルワーク実習指導 ―　　　ISBN978-4-335-61189-6

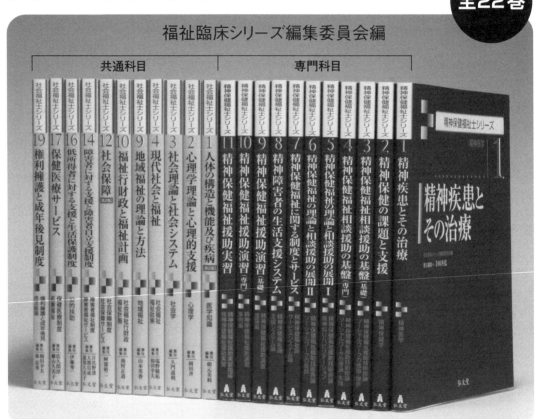
精神保健福祉士シリーズの特徴

I　新カリキュラムに準拠しながら、ソーシャルワークの観点が貫かれていること

本シリーズは、新しい精神保健福祉士の養成カリキュラムに準拠し、できるだけ精神保健福祉士の養成機関で使いやすい編集を行っています。

また、それだけではなく、精神科ソーシャルワークの視点から、臨床現場の仕事のおもしろさや大変さ、今後の課題などを盛り込み、現場の精神保健福祉士や関連職種の方、当事者や家族の方にも役に立つシリーズになるよう工夫しています。

II　各学問領域の背景を明確化すること

新しい精神保健福祉士の養成カリキュラムは、旧カリキュラムが精神医学や精神保健学など、主に学問体系の分類に基づいて科目が構成されていたのに対して、精神科リハビリテーション学が相談援助の展開に位置づけられるなど、主に知識や技術の体系によって分類されています。

精神科ソーシャルワークの領域は多くの学問分野が相互に乗り入れる領域のため、複数の学問領域から実践技術を取り入れています。

しかし、それぞれの学問分野には、独自の価値や理念が存在しています。

精神科ソーシャルワーカーは、一方でソーシャルワーク独自の技術と他分野から取り入れた技術とを峻別しながら、一方で他分野の技術をソーシャルワークの価値と理念のもとに統合していく必要があります。

したがって、本シリーズでは種々の理論や援助技術の学問背景をできるだけ明確にしながら紹介していきます。

編集者一同